아름다운

꽃

색칠놀이

뇌 건강 치매 예방에 도움되는

# 아름다운 꽃 색칠놀이

버금디자인연구소엮음

# 목차

1. 봄날의 햇살과 같은 꽃 -p.7

2. 무더운 여름과 함께하는 꽃 -p.49

3. 가을 그리고 겨울을 보내는 꽃 -p.63

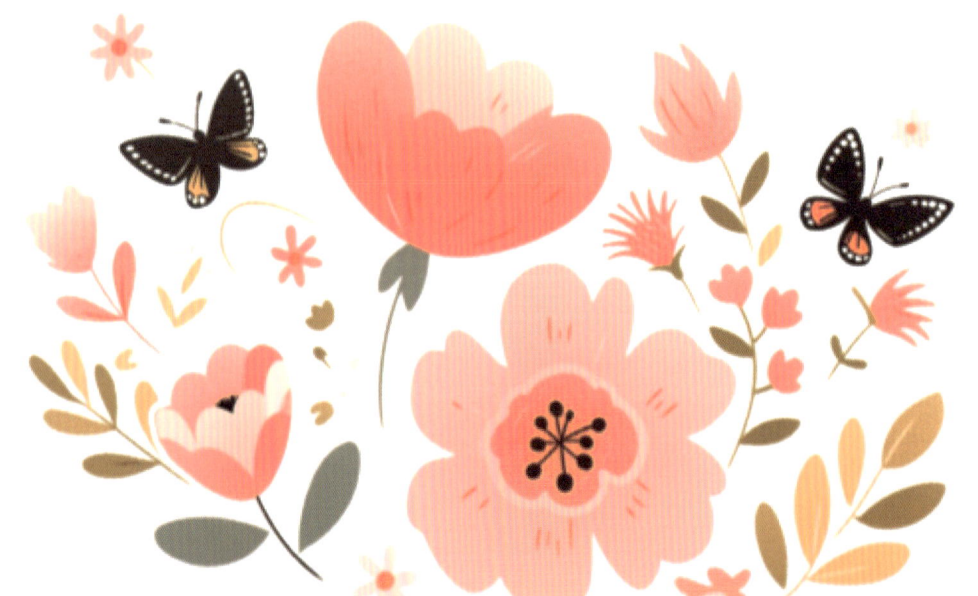

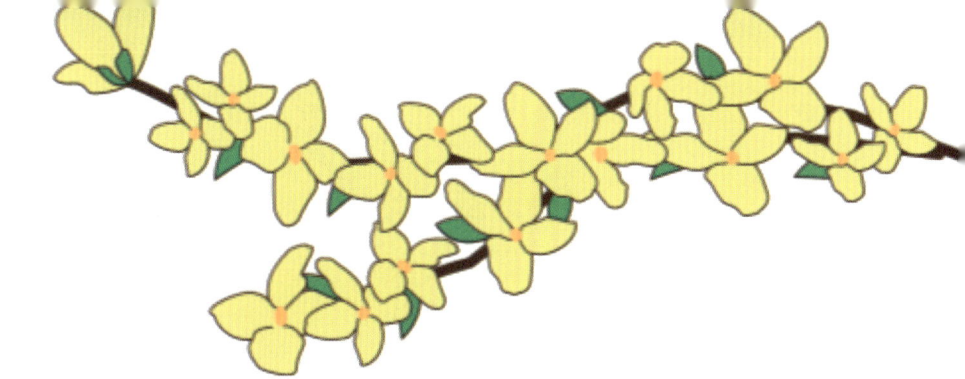

# 1. 봄날의 햇살과 같은 꽃

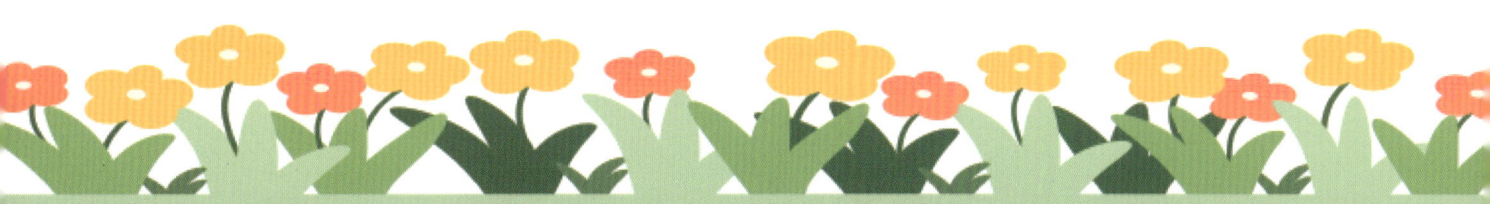

# 봄날의 햇살과 같은 꽃

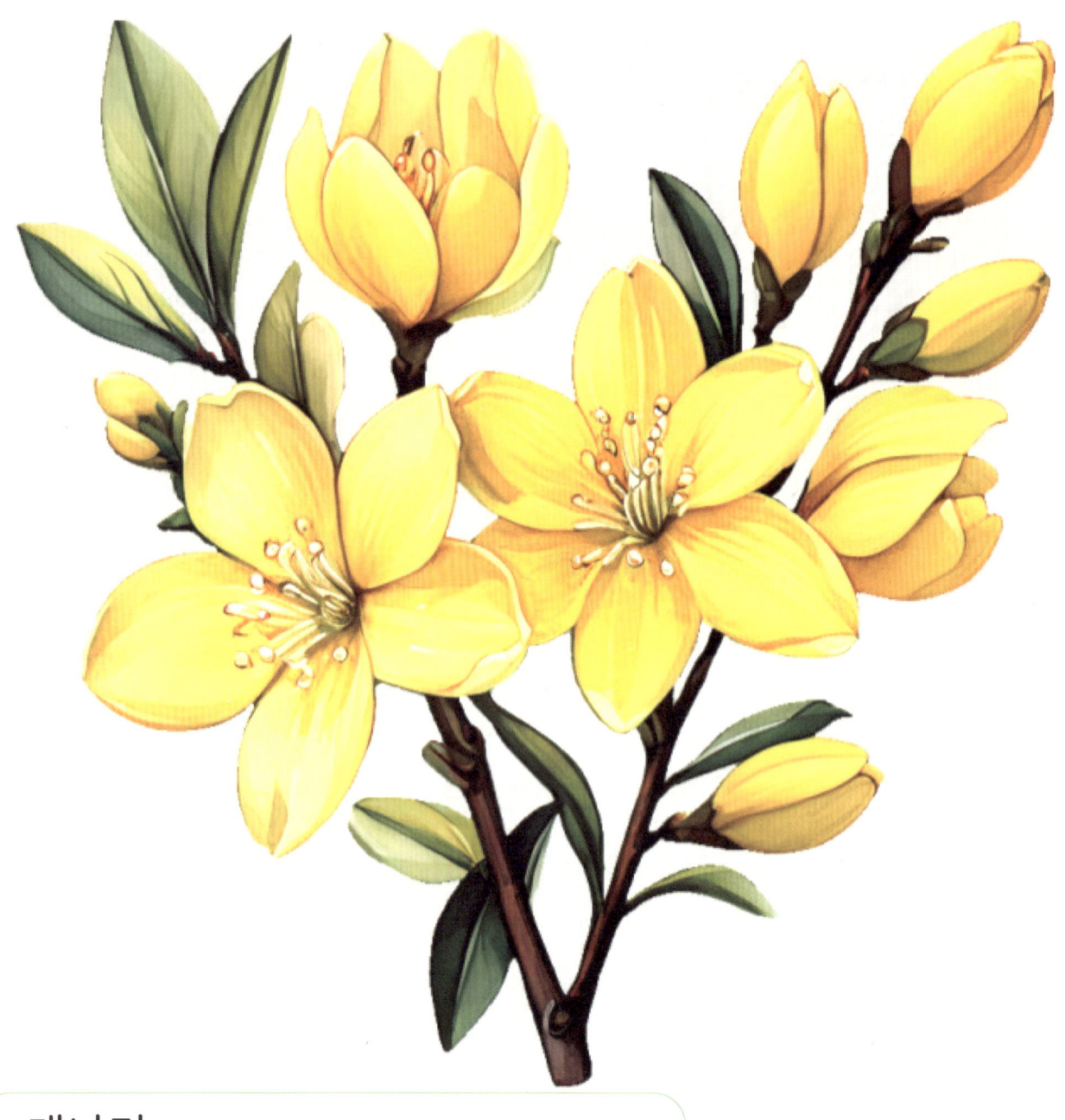

개나리
꽃피는 시기 - 3월 ~ 4월
꽃말 - 희망 / 정

알록달록 예쁘고 아름답게 색칠해 보세요.

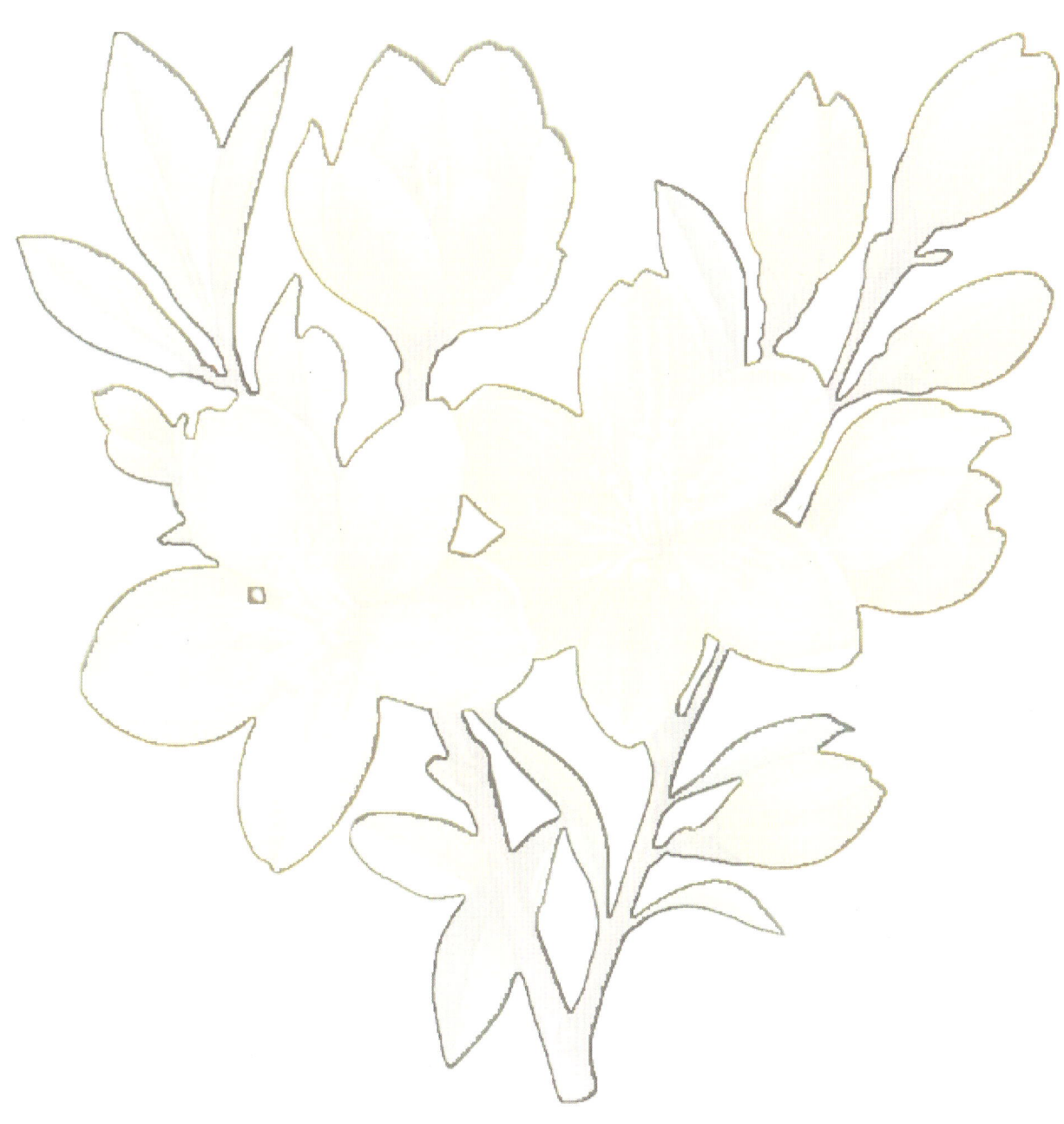

알록달록 예쁘고 아름답게 색칠해 보세요.

# 봄날의 햇살과 같은 꽃

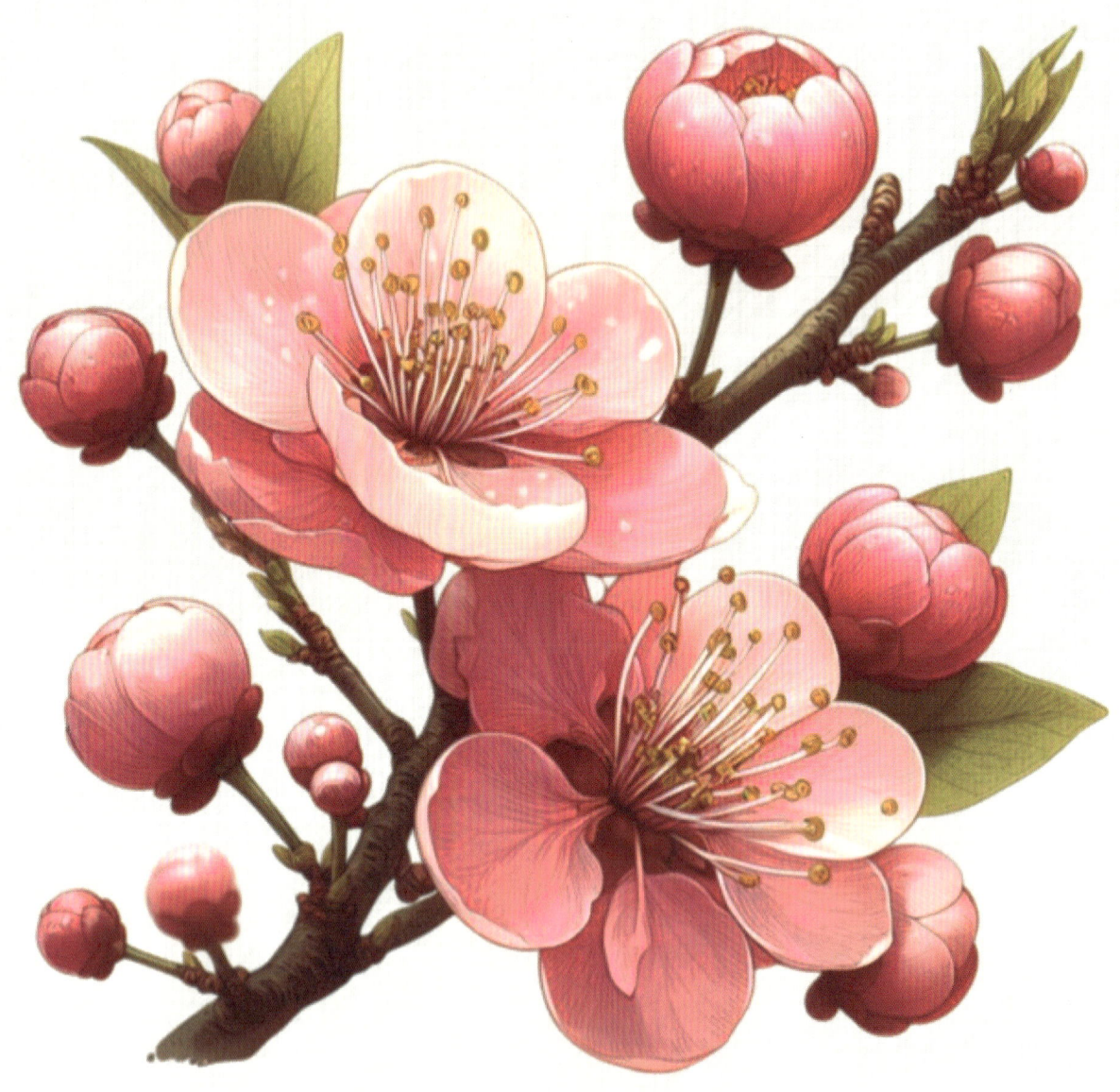

매화
꽃피는 시기 - 3월 ~ 4월
꽃말 - 맑은 마음 / 고결

알록달록 예쁘고 아름답게 색칠해 보세요.

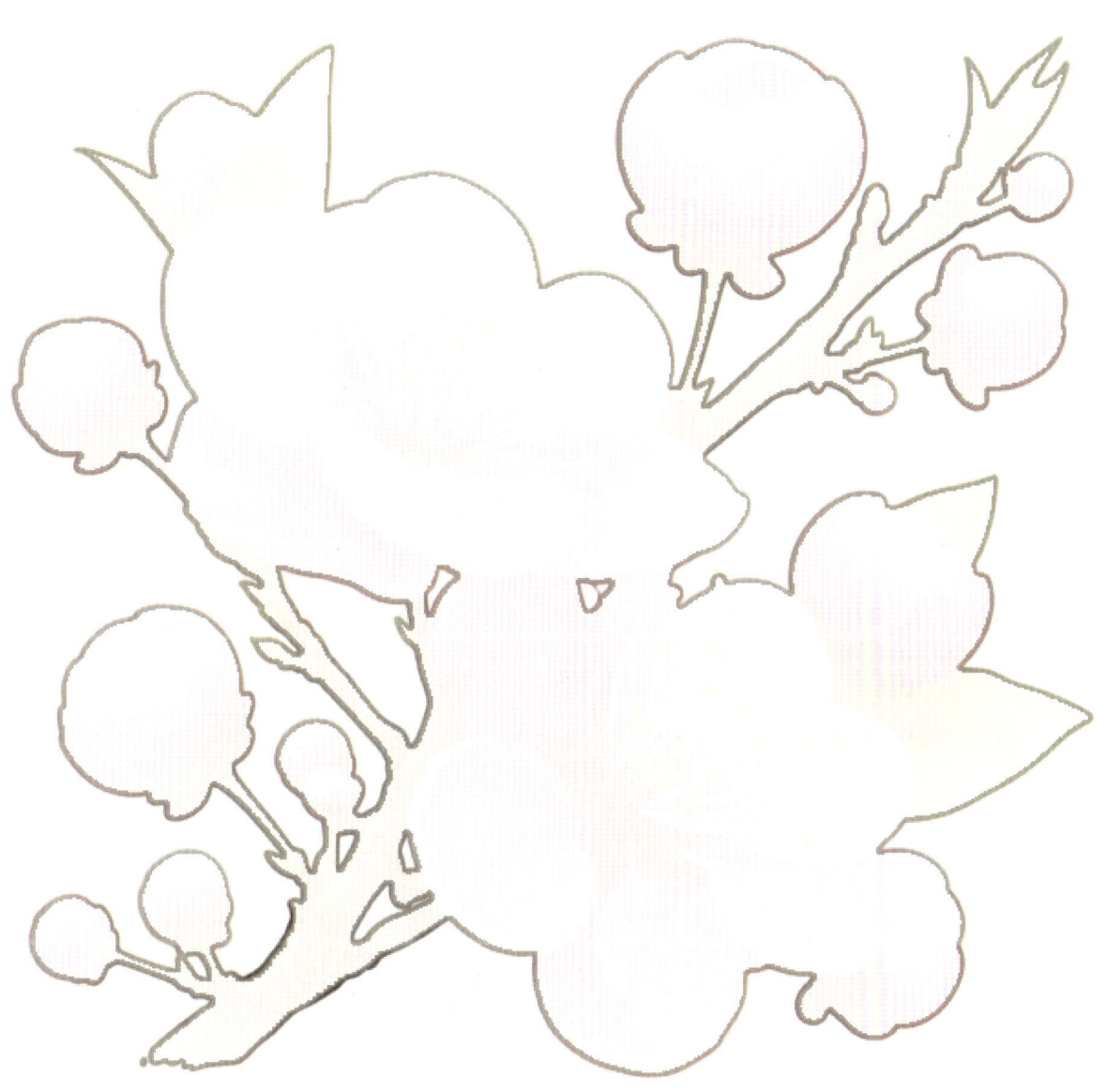

# 봄날의 햇살과 같은 꽃

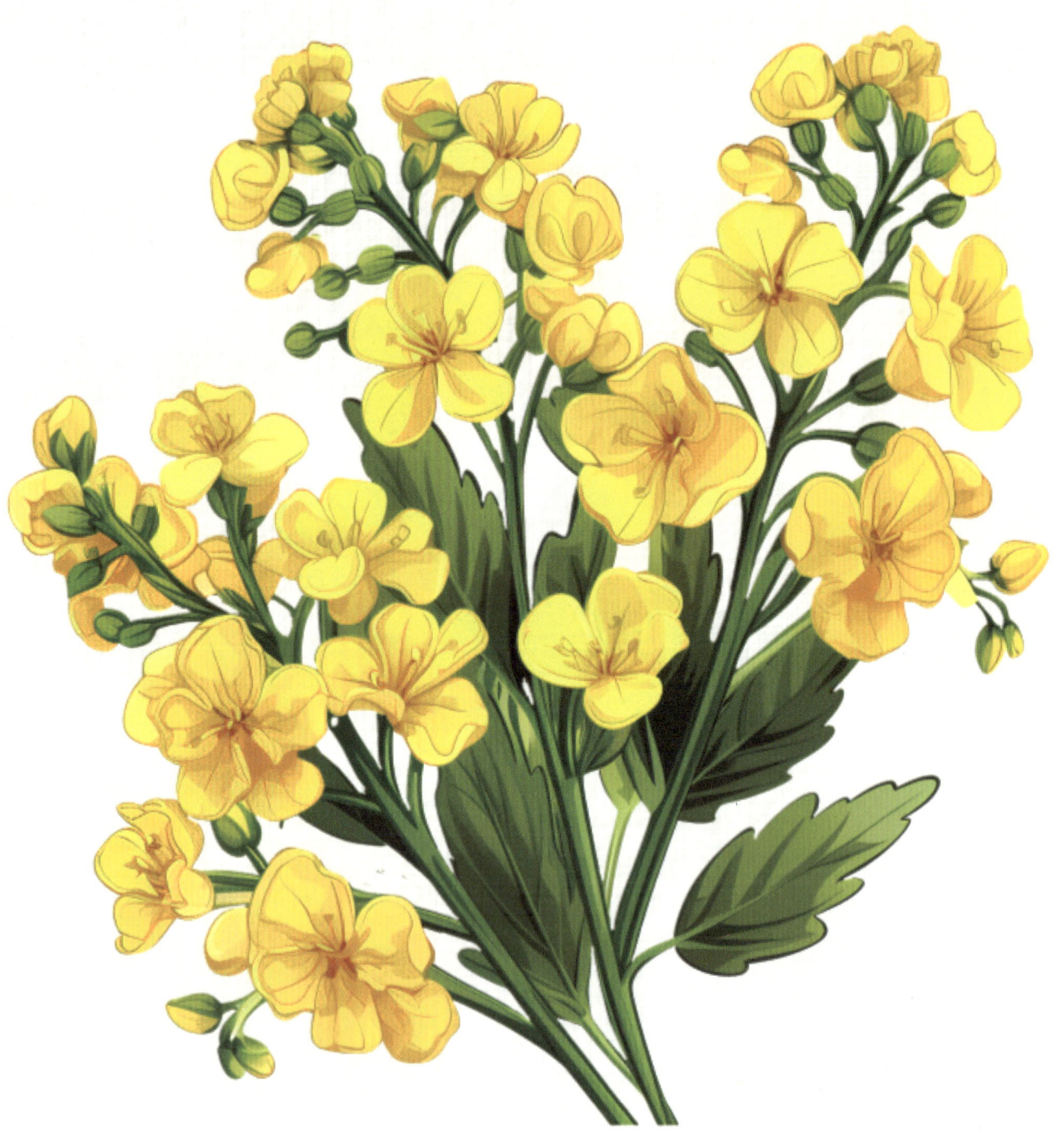

유채꽃
꽃피는 시기 – 3월 ~ 4월
꽃말 – 기분전환 / 명랑

알록달록 예쁘고 아름답게 색칠해 보세요.

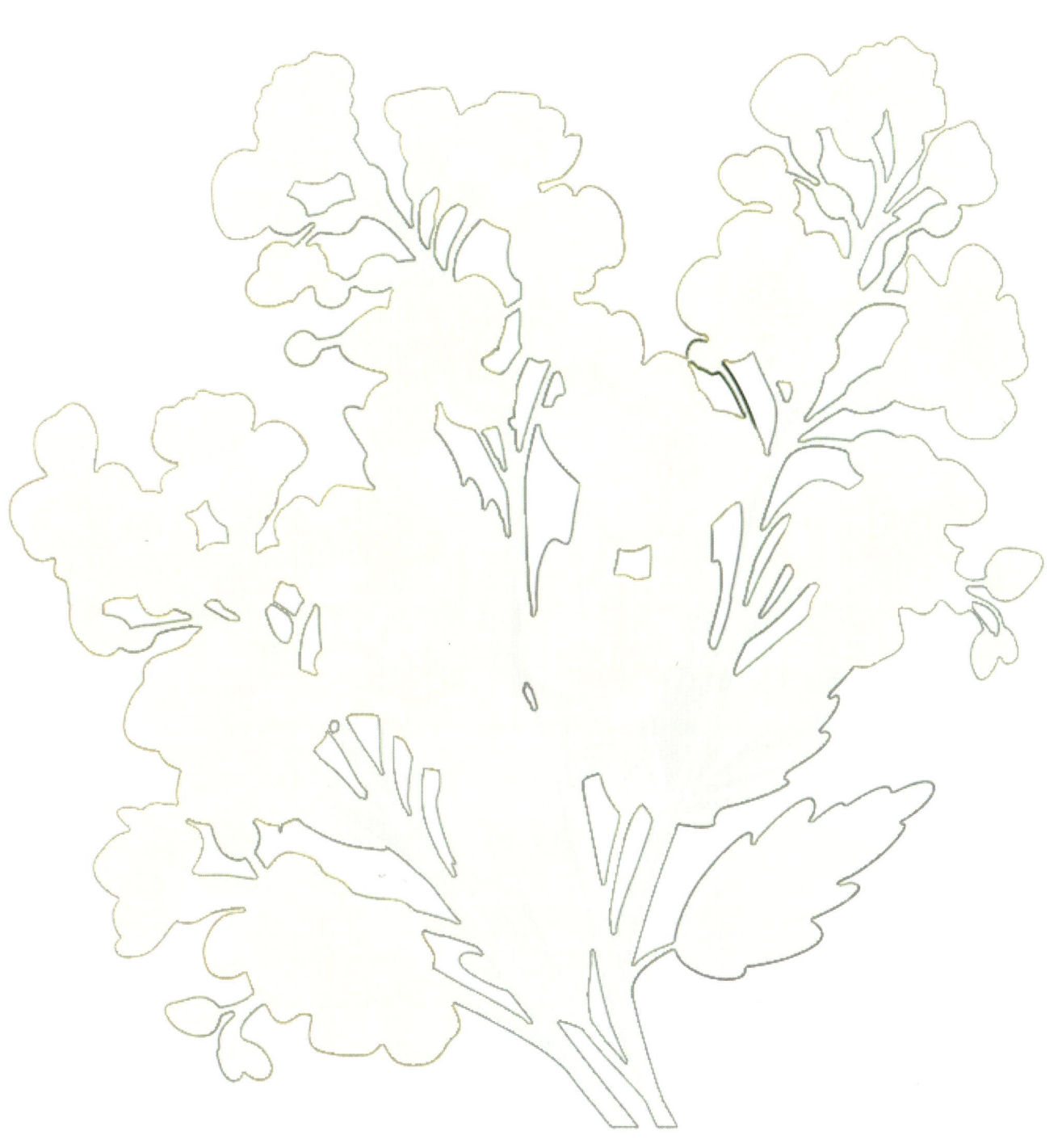

# 봄날의 햇살과 같은 꽃

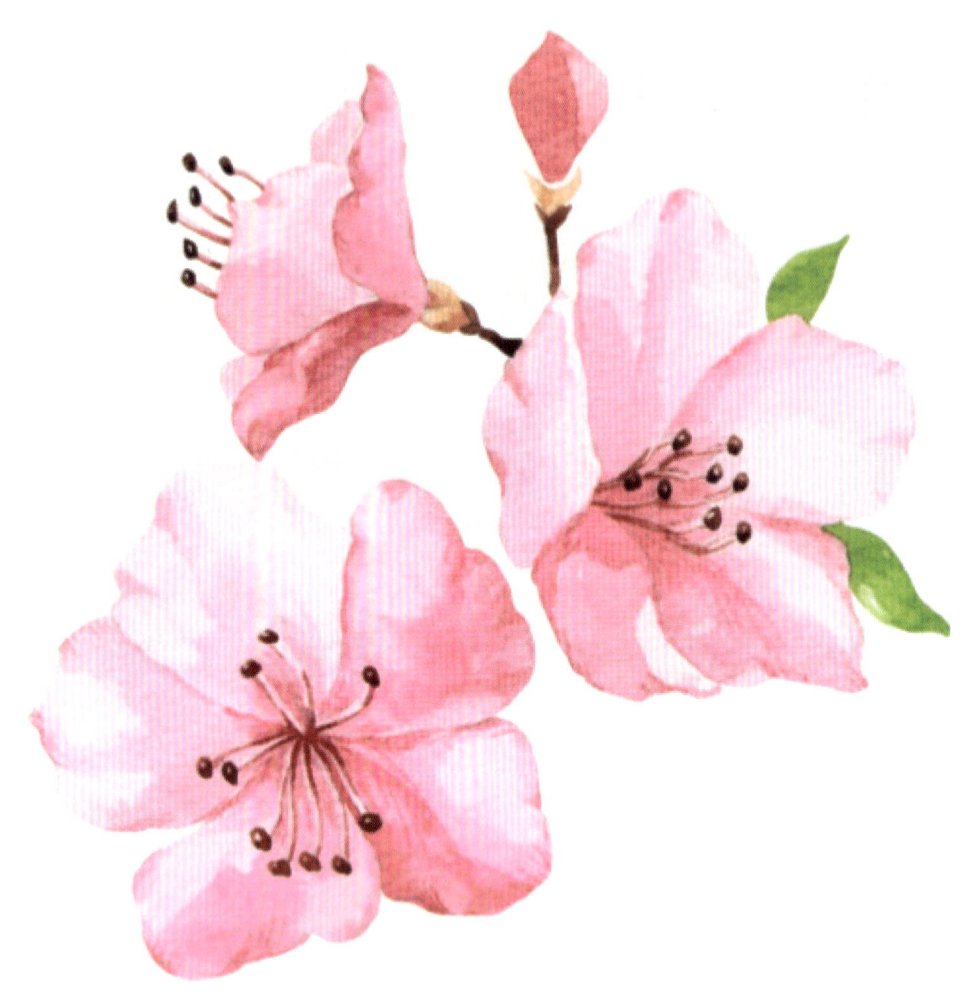

진달래
꽃피는 시기 - 3월 ~ 4월
꽃말 - 사랑의 기쁨

알록달록 예쁘고 아름답게 색칠해 보세요.

# 봄날의 햇살과 같은 꽃

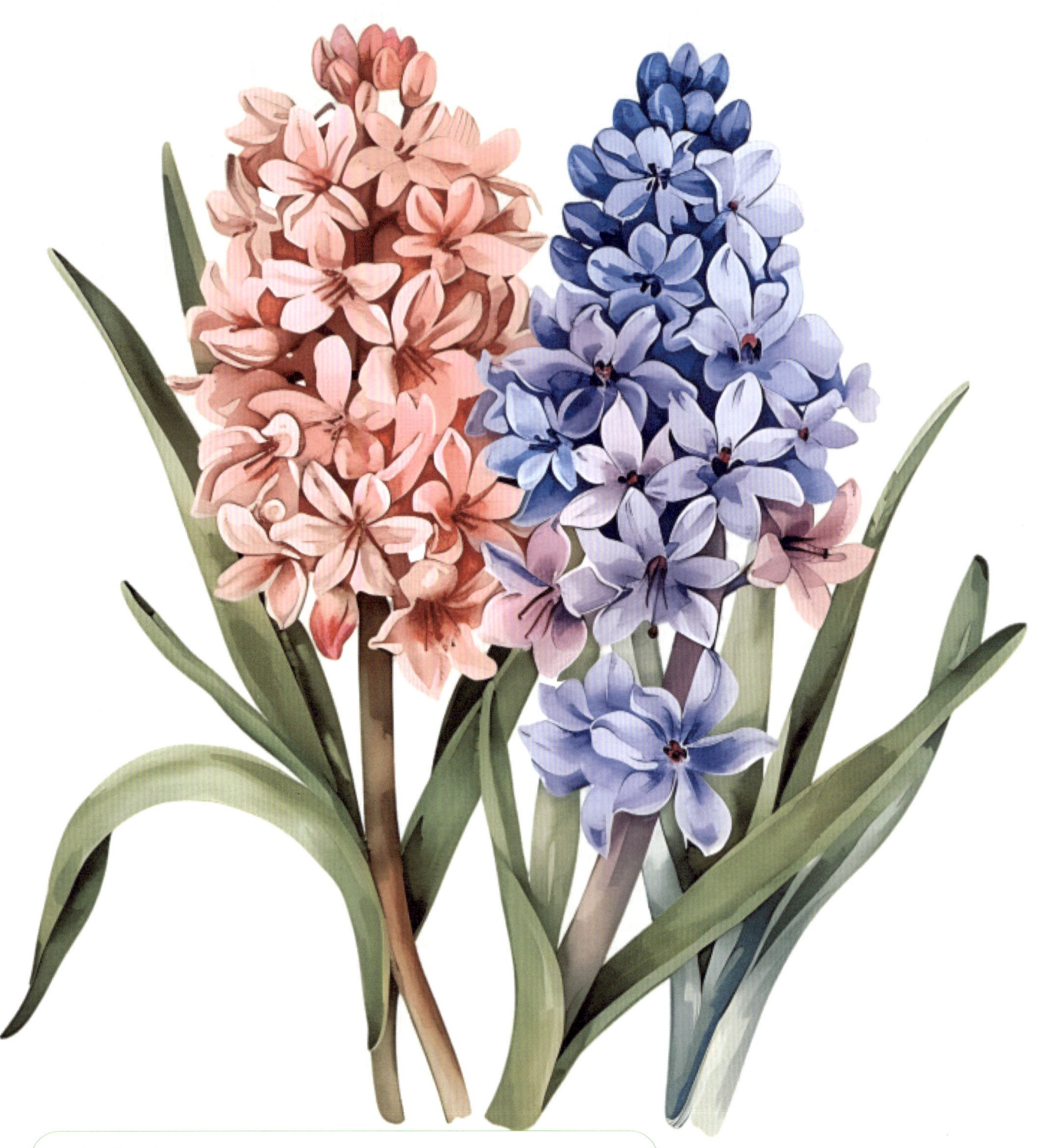

히아신스
꽃피는 시기 - 3월 ~ 4월
꽃말 - 겸손한 사랑 / 마음의 기쁨

알록달록 예쁘고 아름답게 색칠해 보세요.

# 봄날의 햇살과 같은 꽃

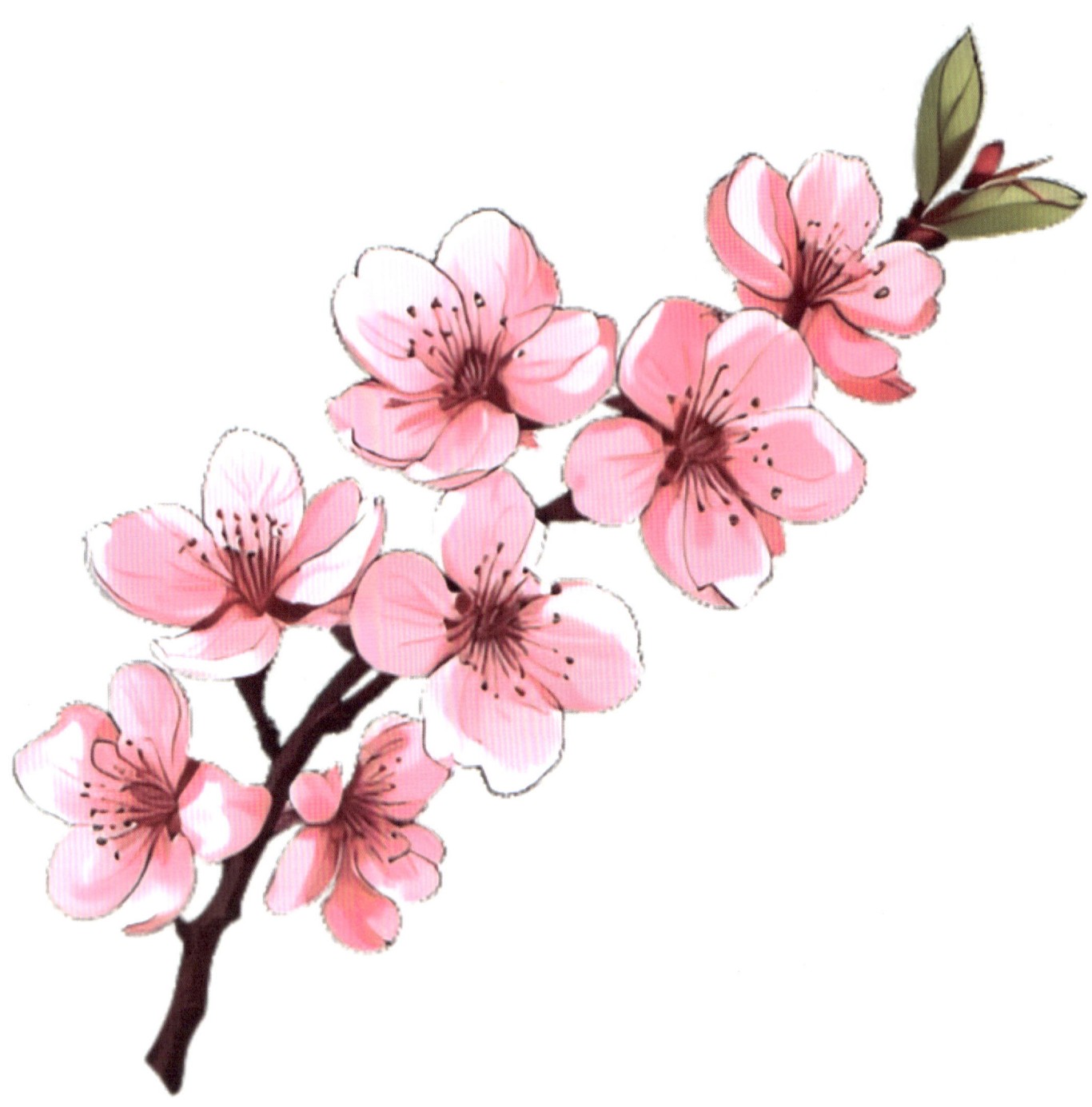

벚꽃
꽃피는 시기 - 3월 ~ 4월
꽃말 - 정신의 아름다움

알록달록 예쁘고 아름답게 색칠해 보세요.

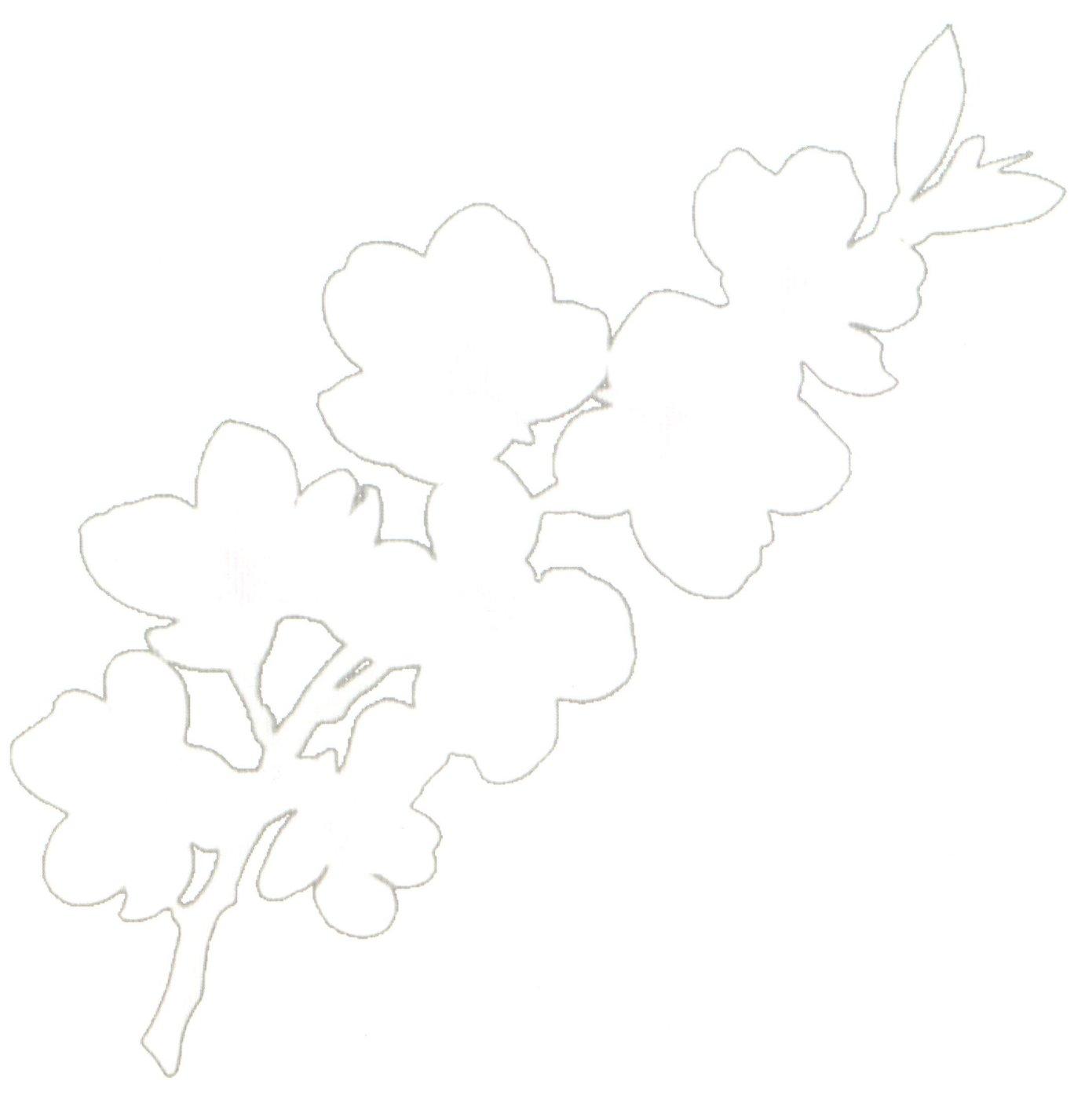

# 봄날의 햇살과 같은 꽃

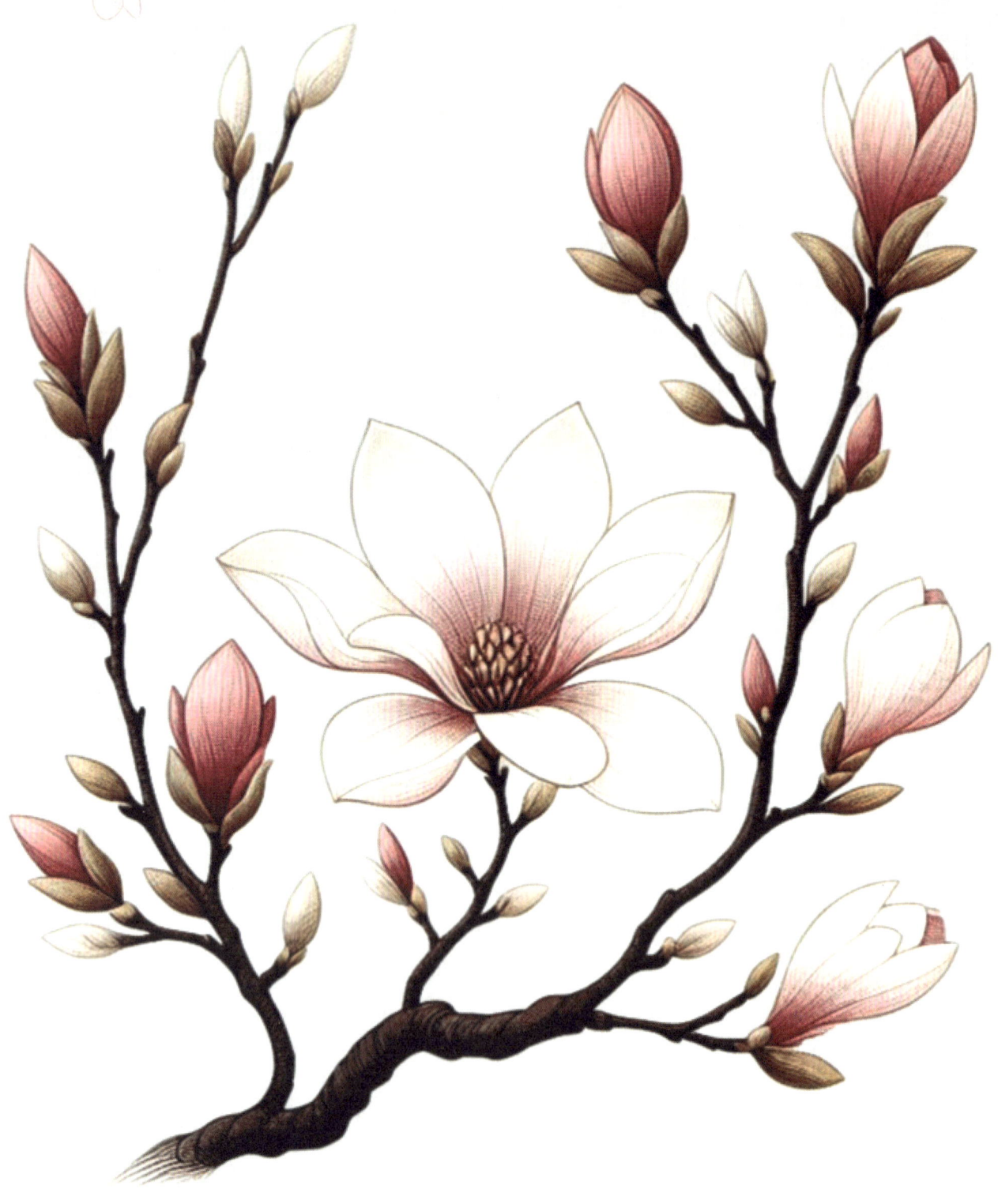

목련
꽃피는 시기 – 3월 ~ 4월
꽃말 – 고귀함

알록달록 예쁘고 아름답게 색칠해 보세요.

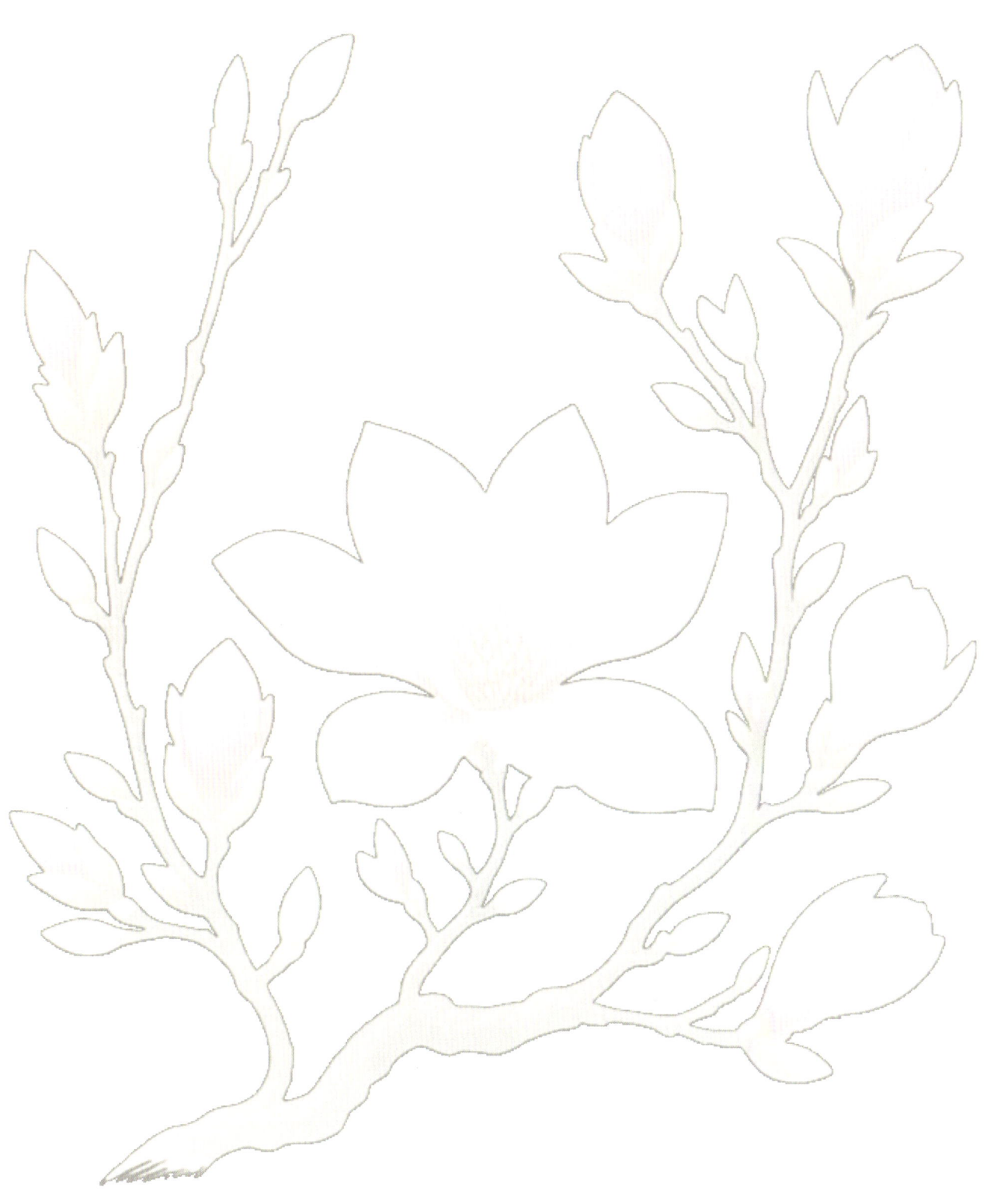

# 봄날의 햇살과 같은 꽃

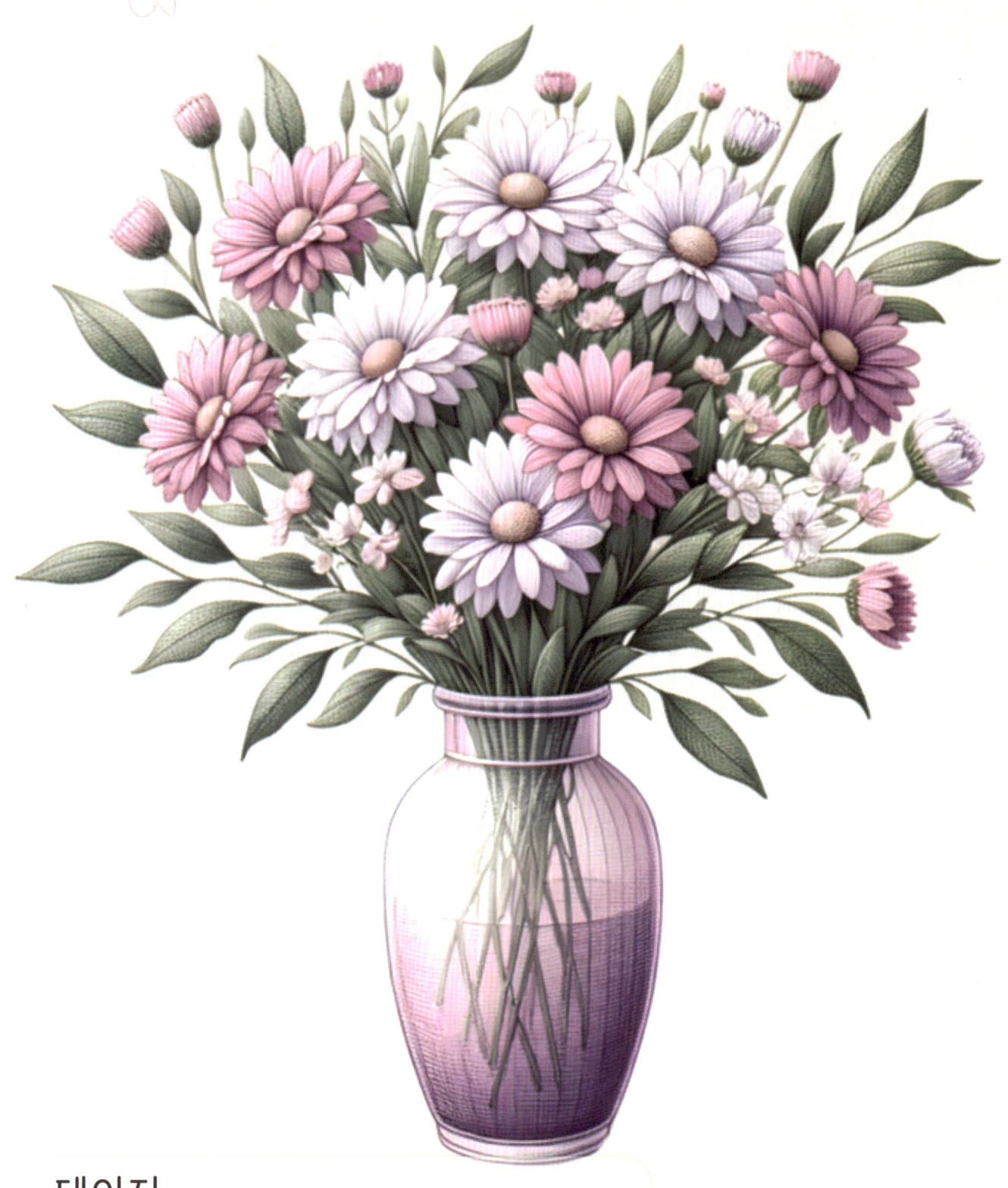

데이지
꽃피는 시기 – 3월 ~ 5월
꽃말 – 순진 / 사랑스러움

알록달록 예쁘고 아름답게 색칠해 보세요.

# 봄날의 햇살과 같은 꽃

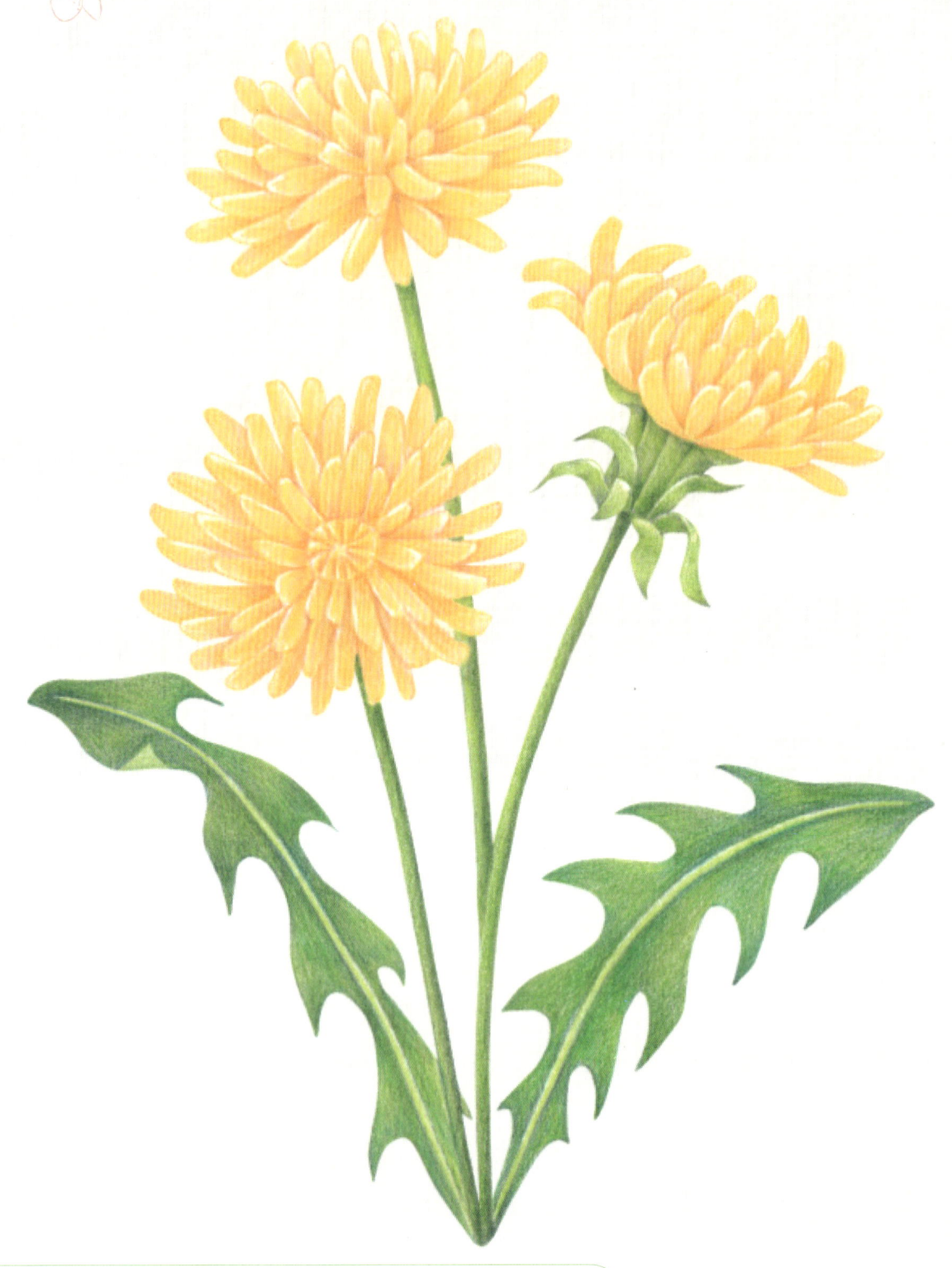

민들레
꽃피는 시기 – 3월 ~ 6월
꽃말 – 새로운 시작 / 행복

알록달록 예쁘고 아름답게 색칠해 보세요.

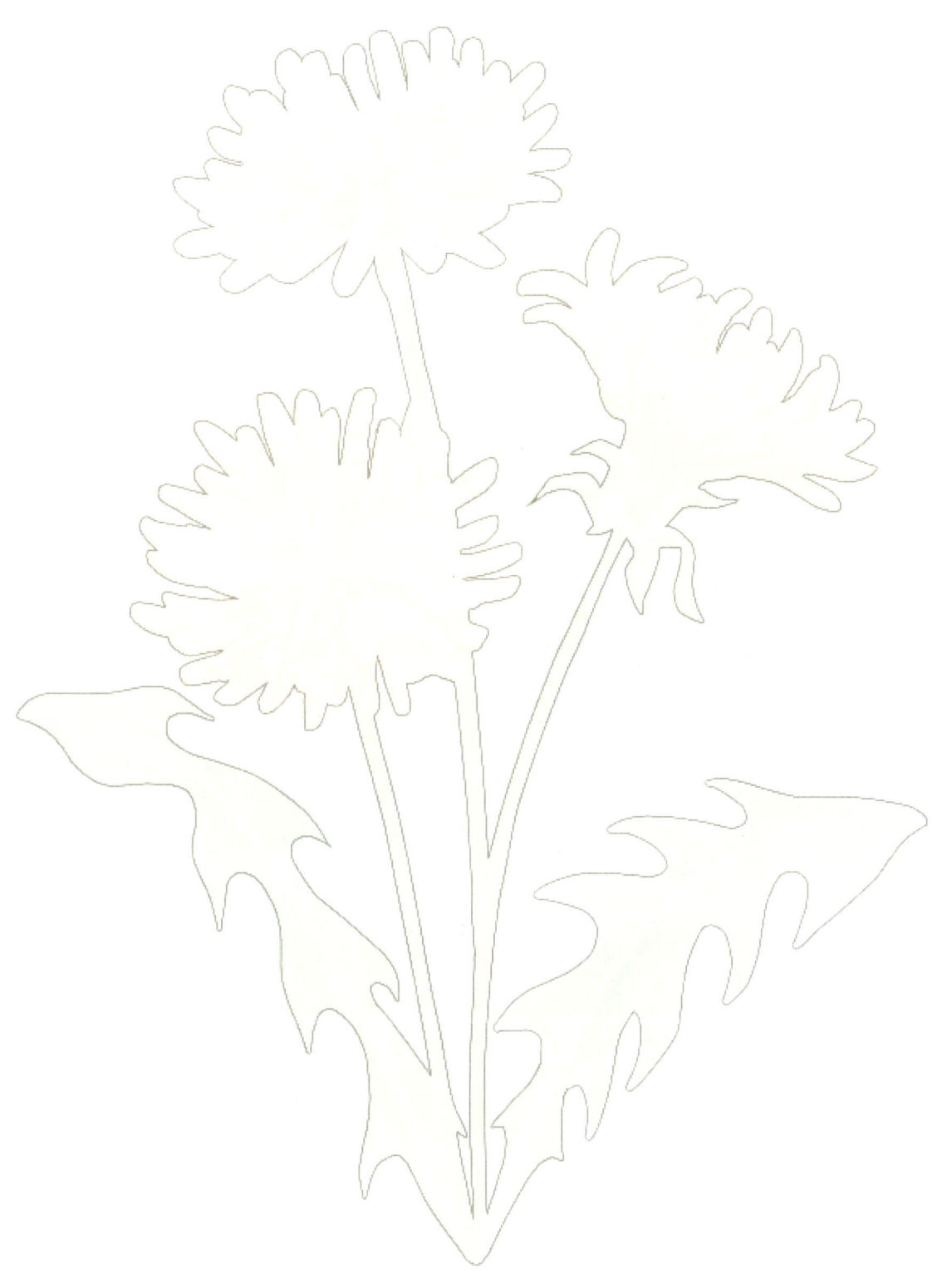

# 봄날의 햇살과 같은 꽃

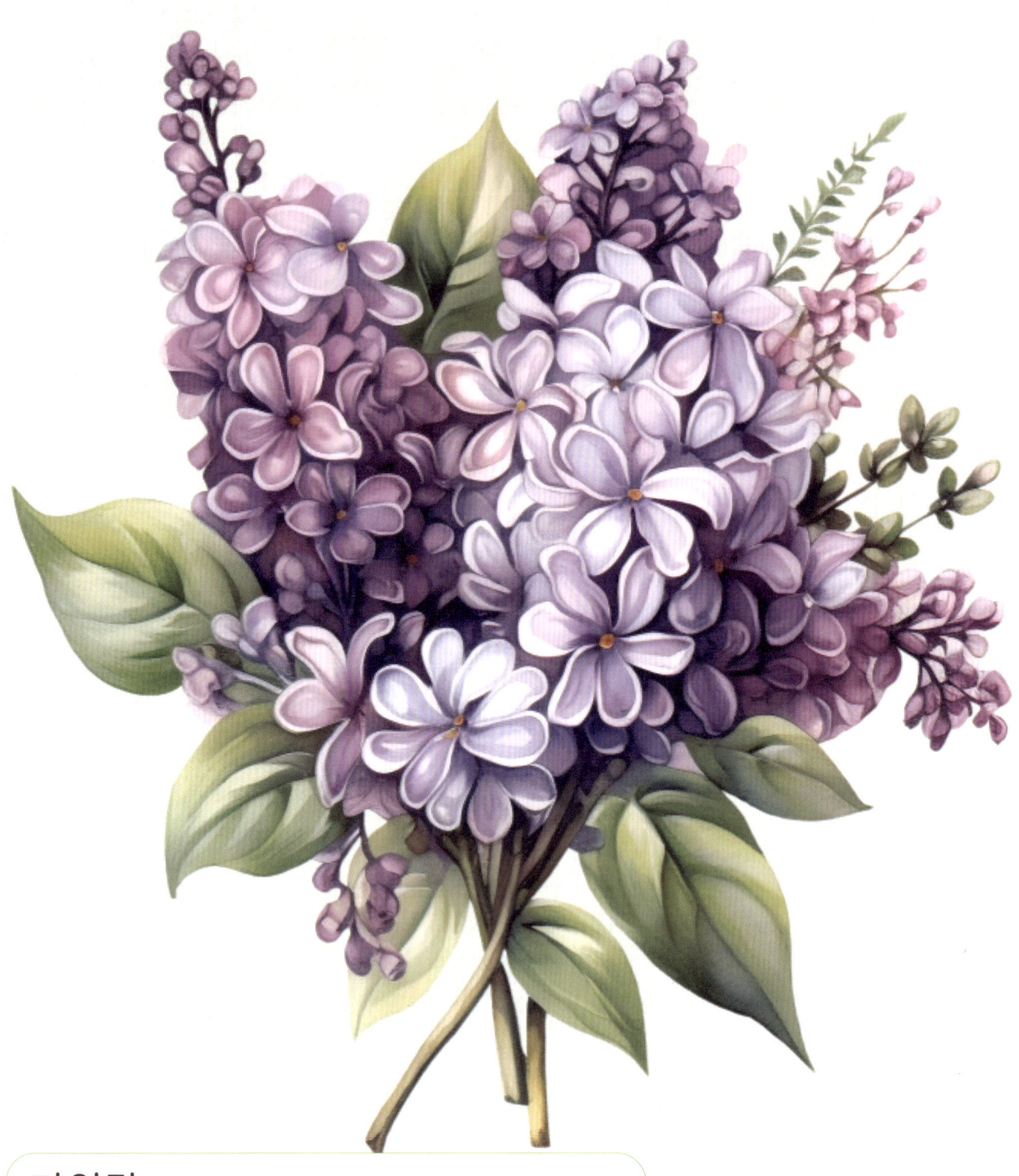

라일락
꽃피는 시기 – 4월 ~ 5월
꽃말 – 젊은 날의 추억 / 첫사랑

알록달록 예쁘고 아름답게 색칠해 보세요.

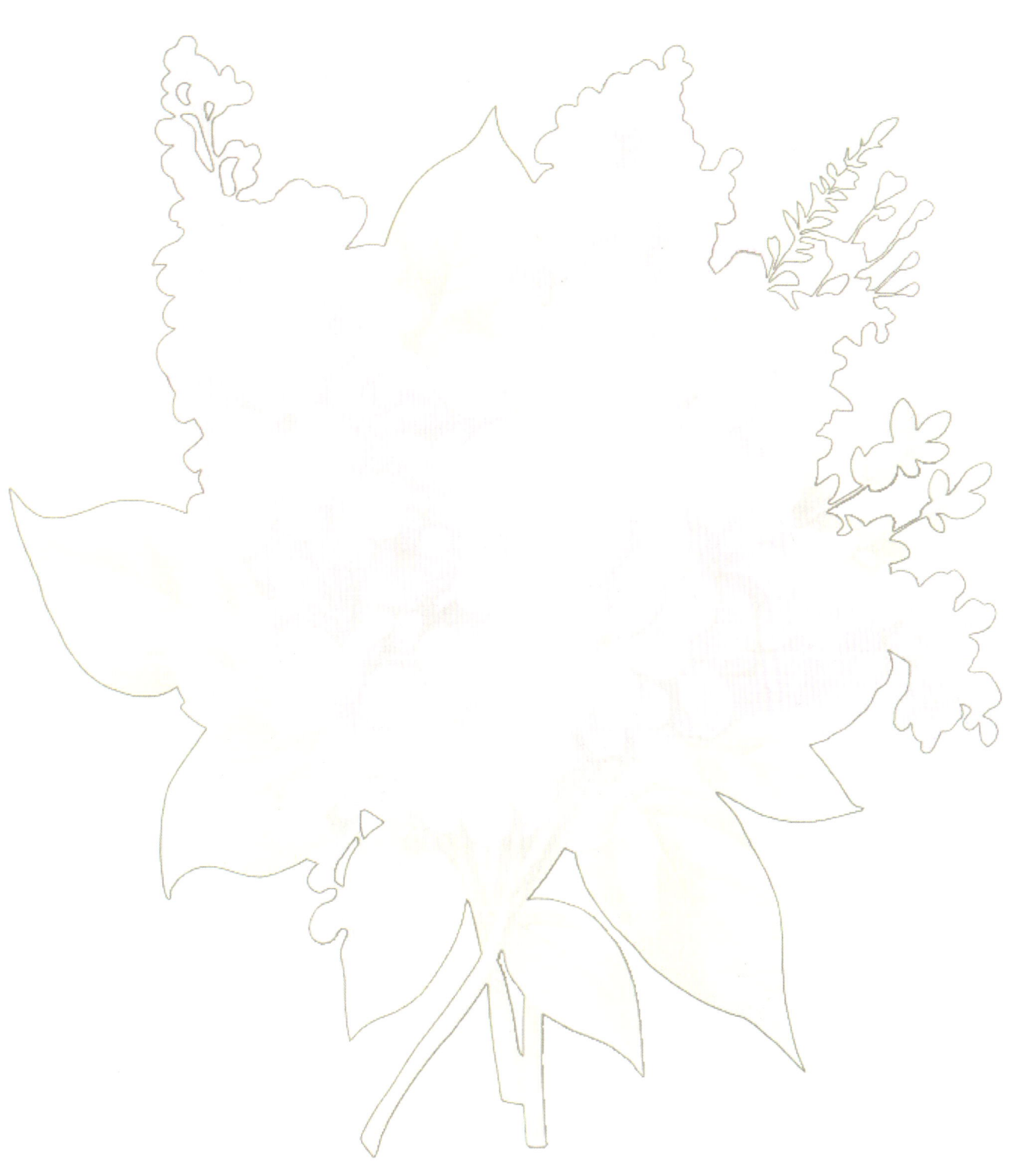

# 봄날의 햇살과 같은 꽃

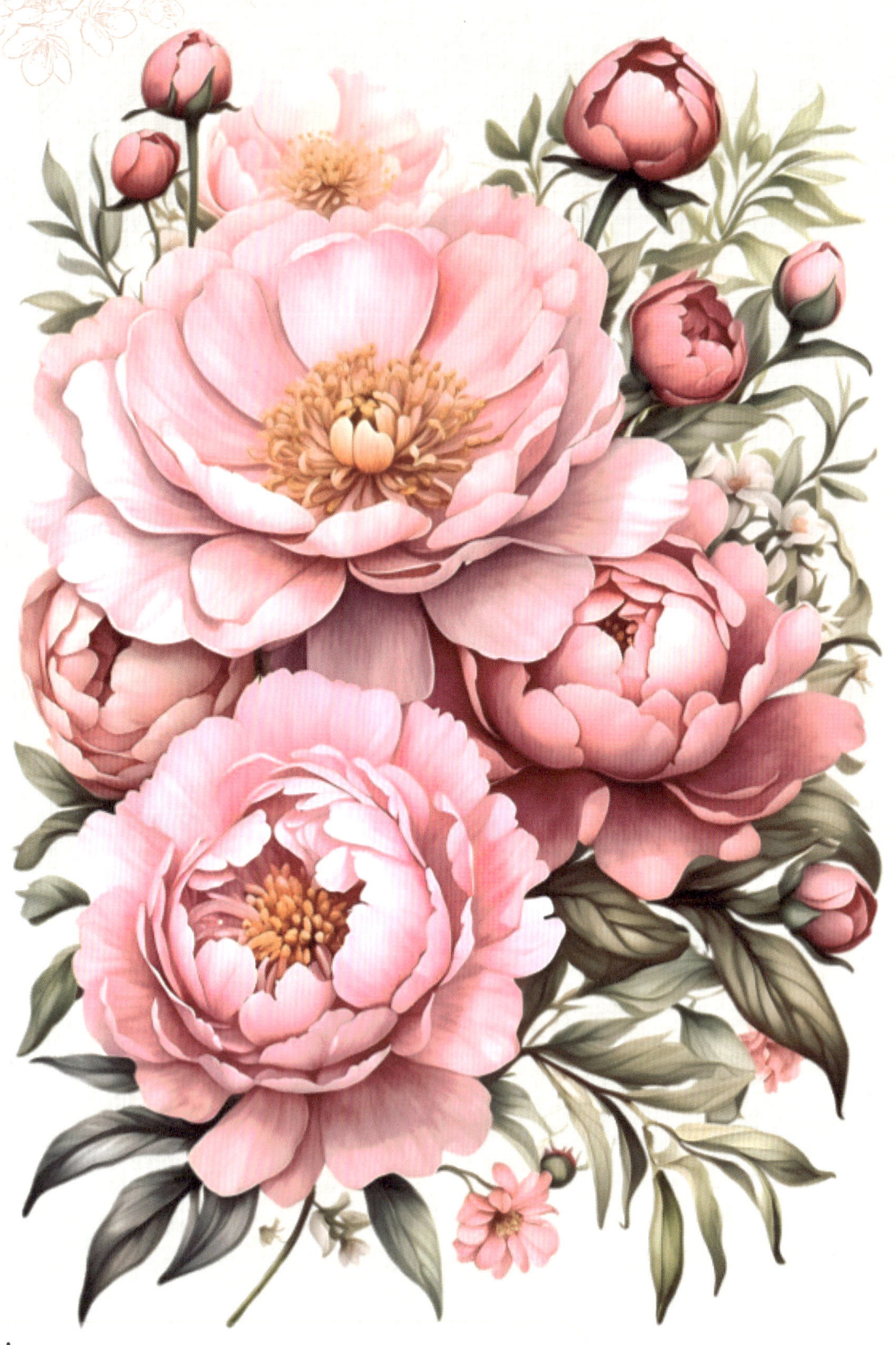

모란
꽃피는 시기 - 4월 ~ 5월
꽃말 - 부귀 / 영화 / 성실

알록달록 예쁘고 아름답게 색칠해 보세요.

알록달록 예쁘고 아름답게 색칠해 보세요.

# 봄날의 햇살과 같은 꽃

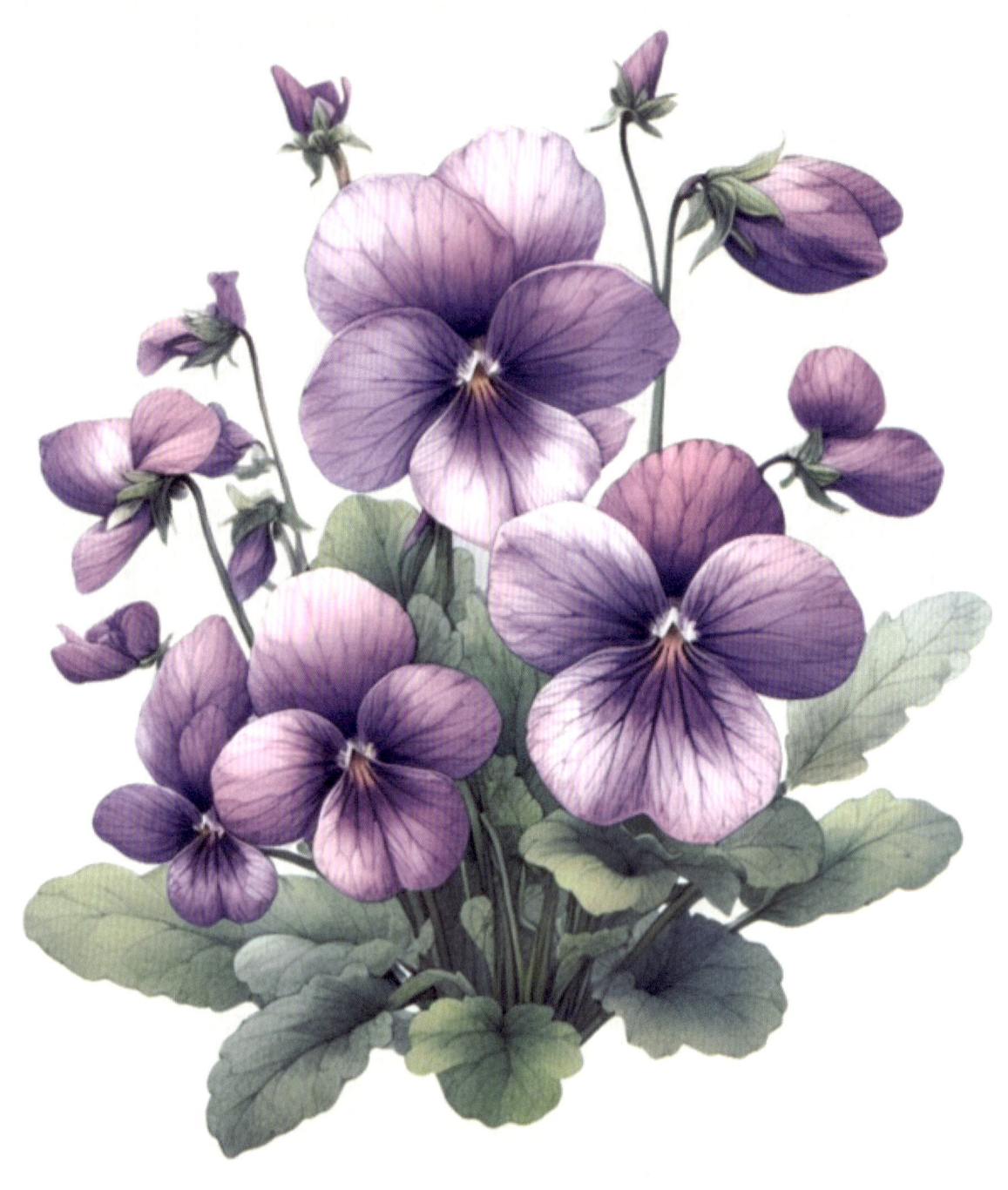

제비꽃
꽃피는 시기 – 4월 ~ 5월
꽃말 -나를 생각해 주세요 / 순진한 사랑

알록달록 예쁘고 아름답게 색칠해 보세요.

# 봄날의 햇살과 같은 꽃

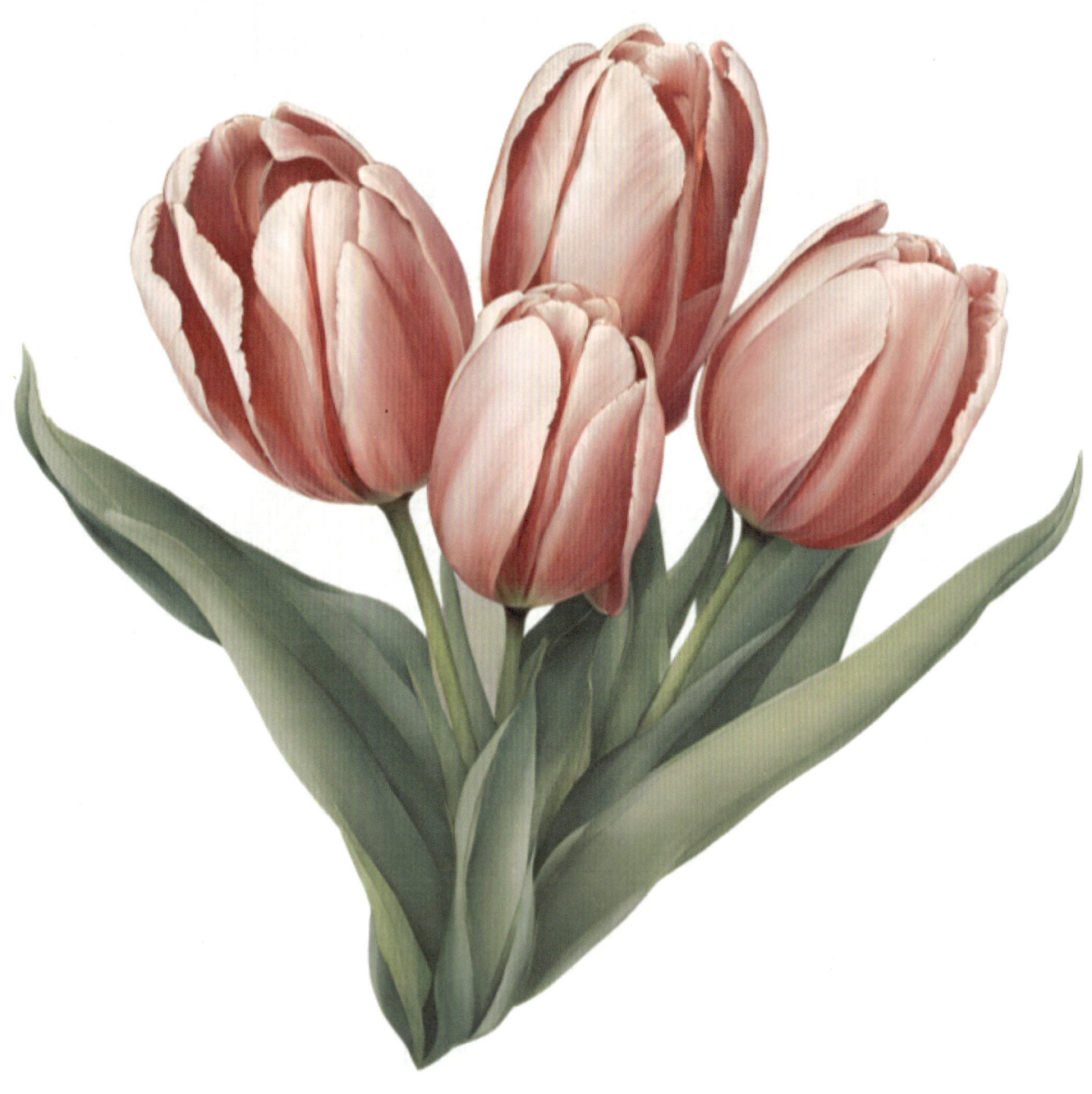

튤립
꽃피는 시기 – 4월 ~ 5월
꽃말 – 사랑의 고백 / 영원한 애정

알록달록 예쁘고 아름답게 색칠해 보세요.

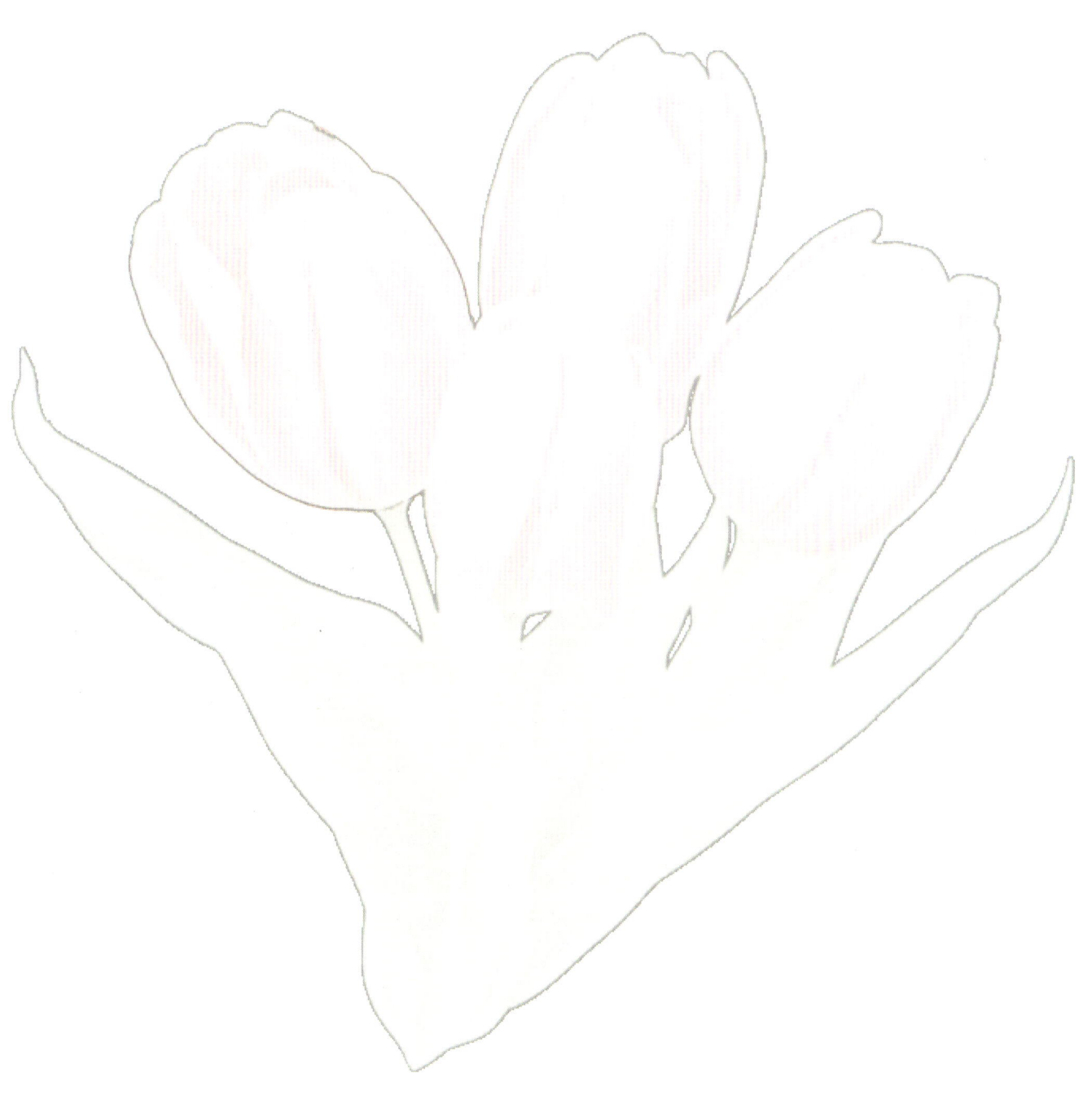

# 봄날의 햇살과 같은 꽃

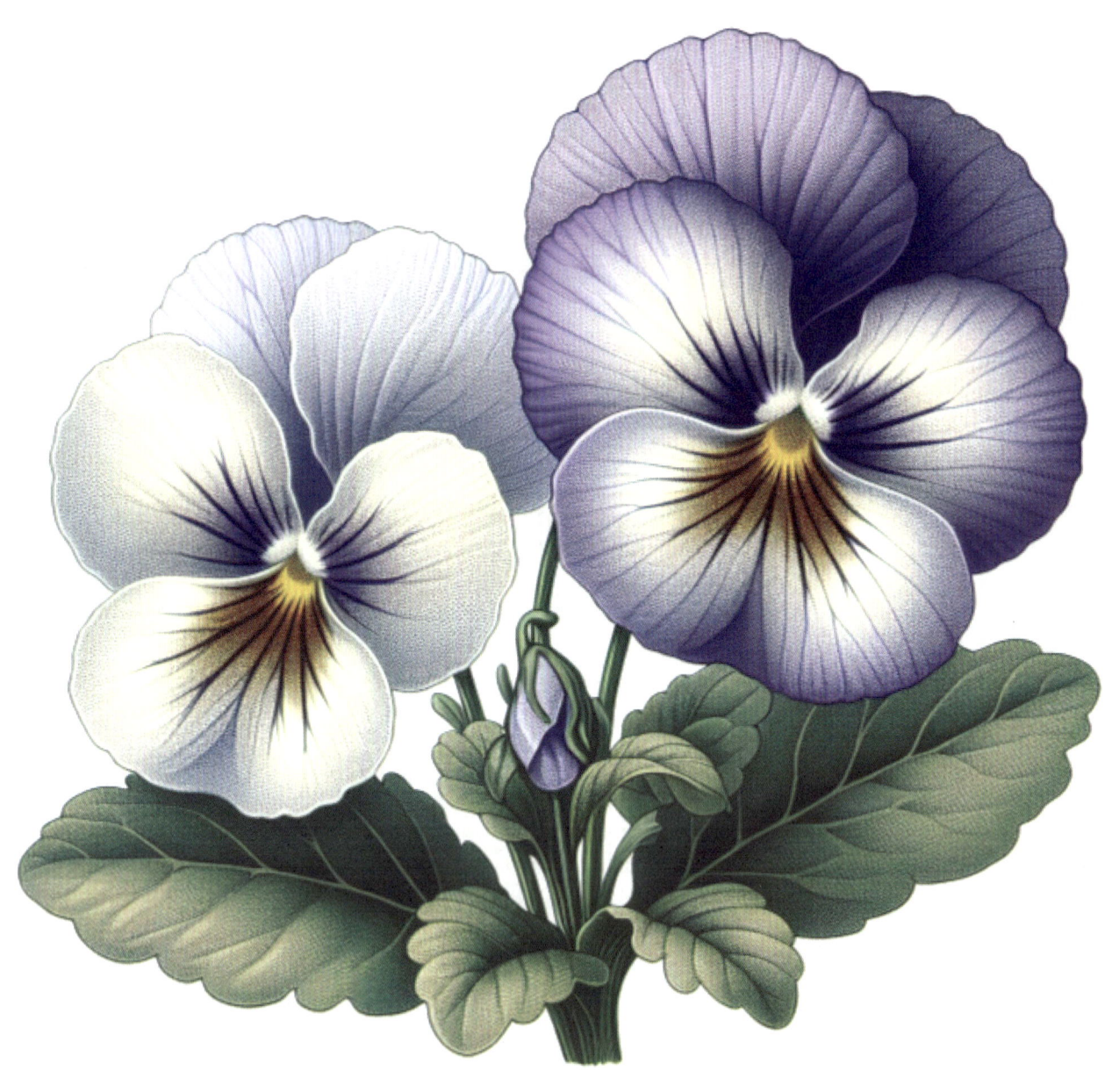

팬지
꽃피는 시기 – 4월 ~ 5월
꽃말 – 쾌활한 마음 / 나를 생각해 주세요

알록달록 예쁘고 아름답게 색칠해 보세요.

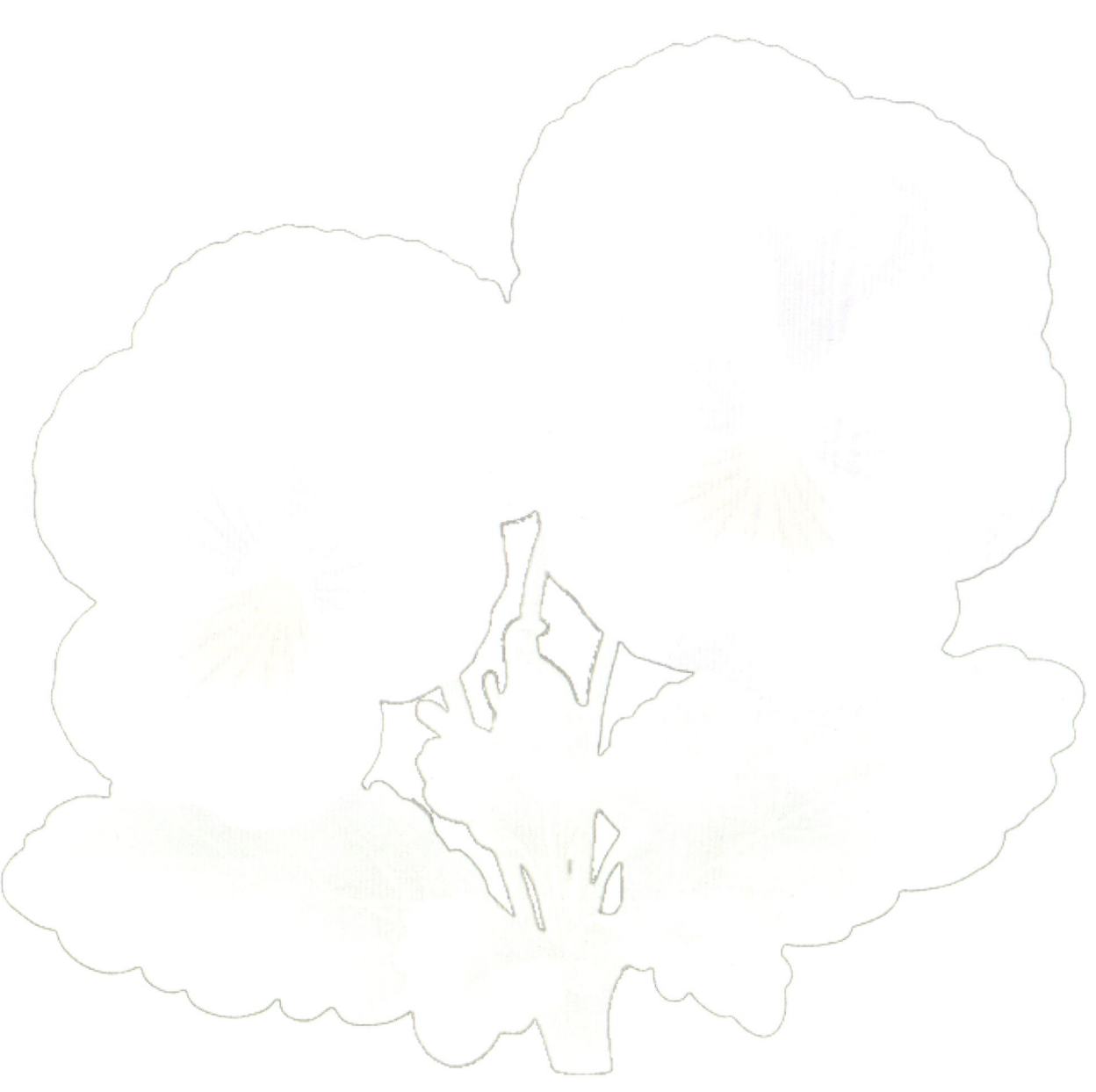

# 봄날의 햇살과 같은 꽃

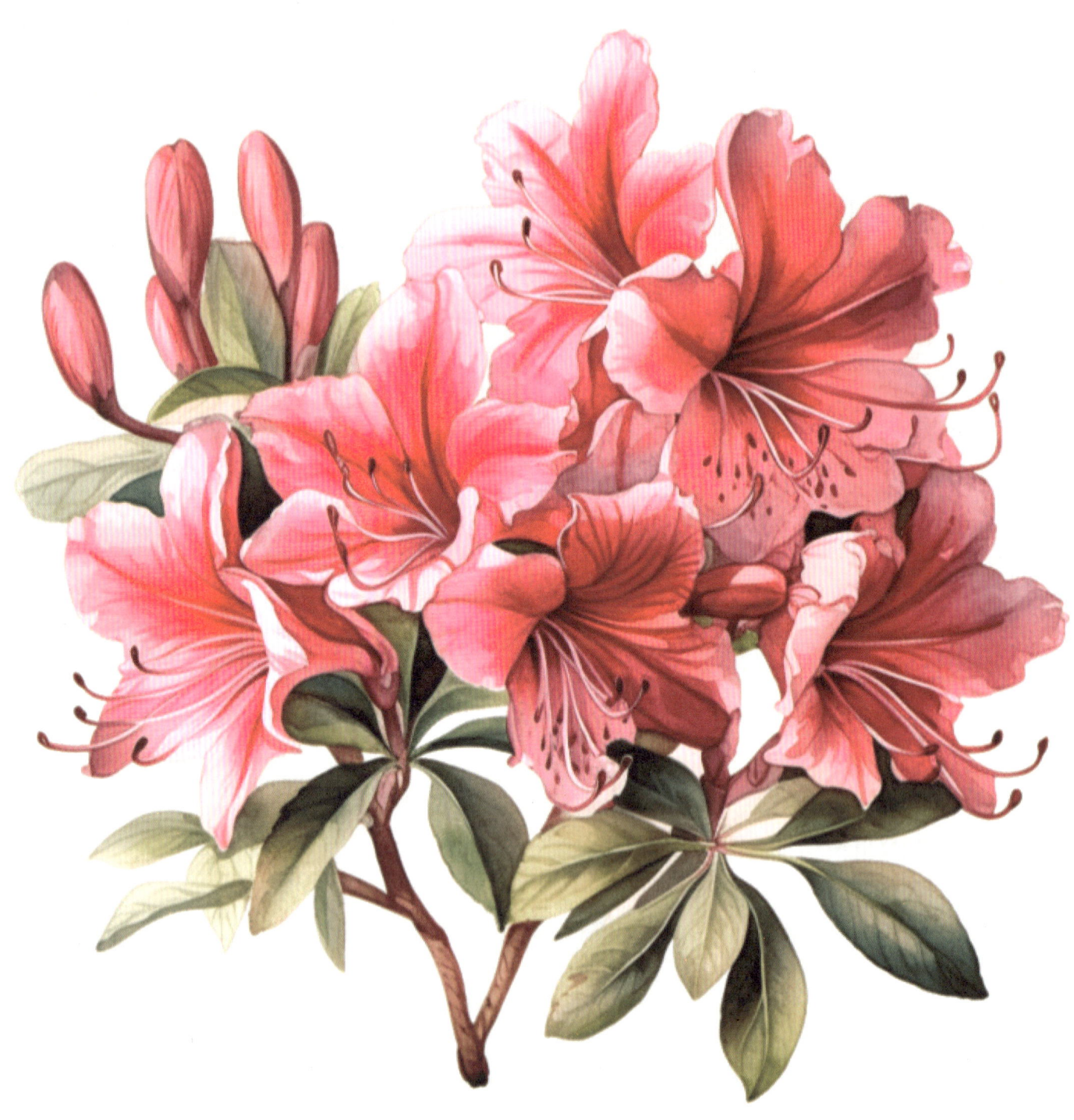

철쭉
꽃피는 시기 - 4월 ~ 6월
꽃말 - 사랑의 즐거움 / 자제

알록달록 예쁘고 아름답게 색칠해 보세요.

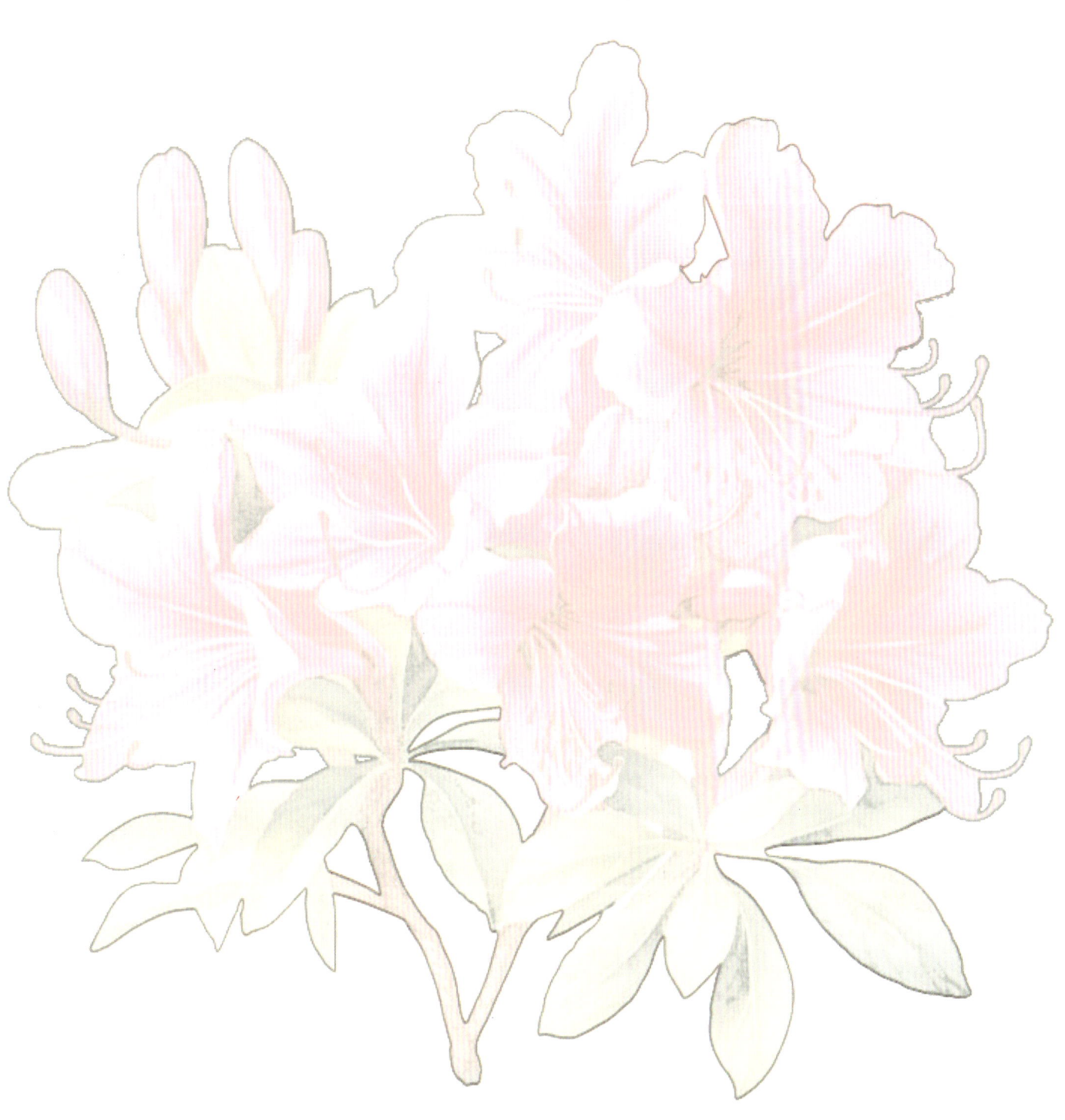

# 봄날의 햇살과 같은 꽃

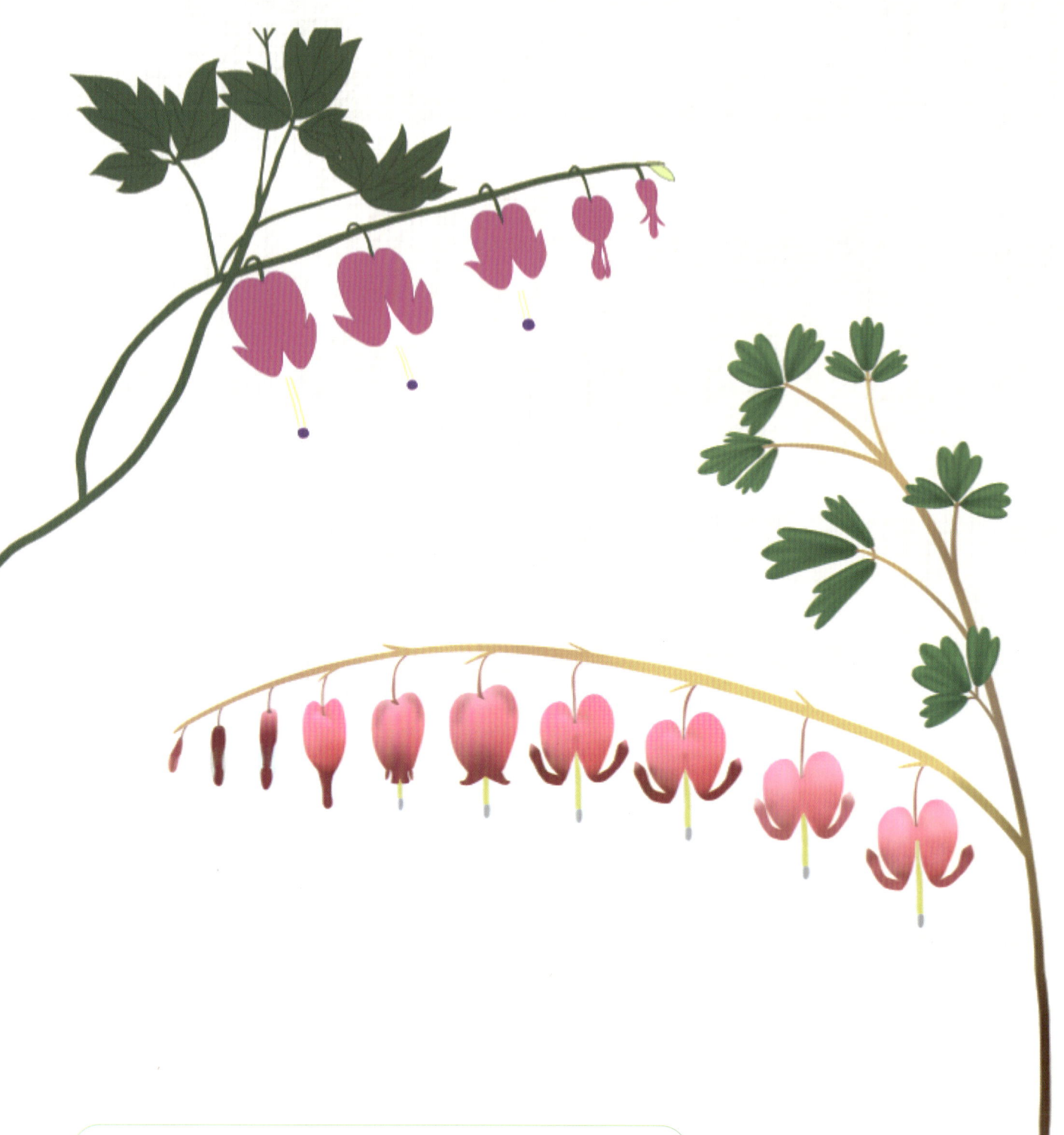

금낭화
꽃피는 시기 – 5월 ~ 6월
꽃말 – 당신을 따르겠습니다

알록달록 예쁘고 아름답게 색칠해 보세요.

# 봄날의 햇살과 같은 꽃

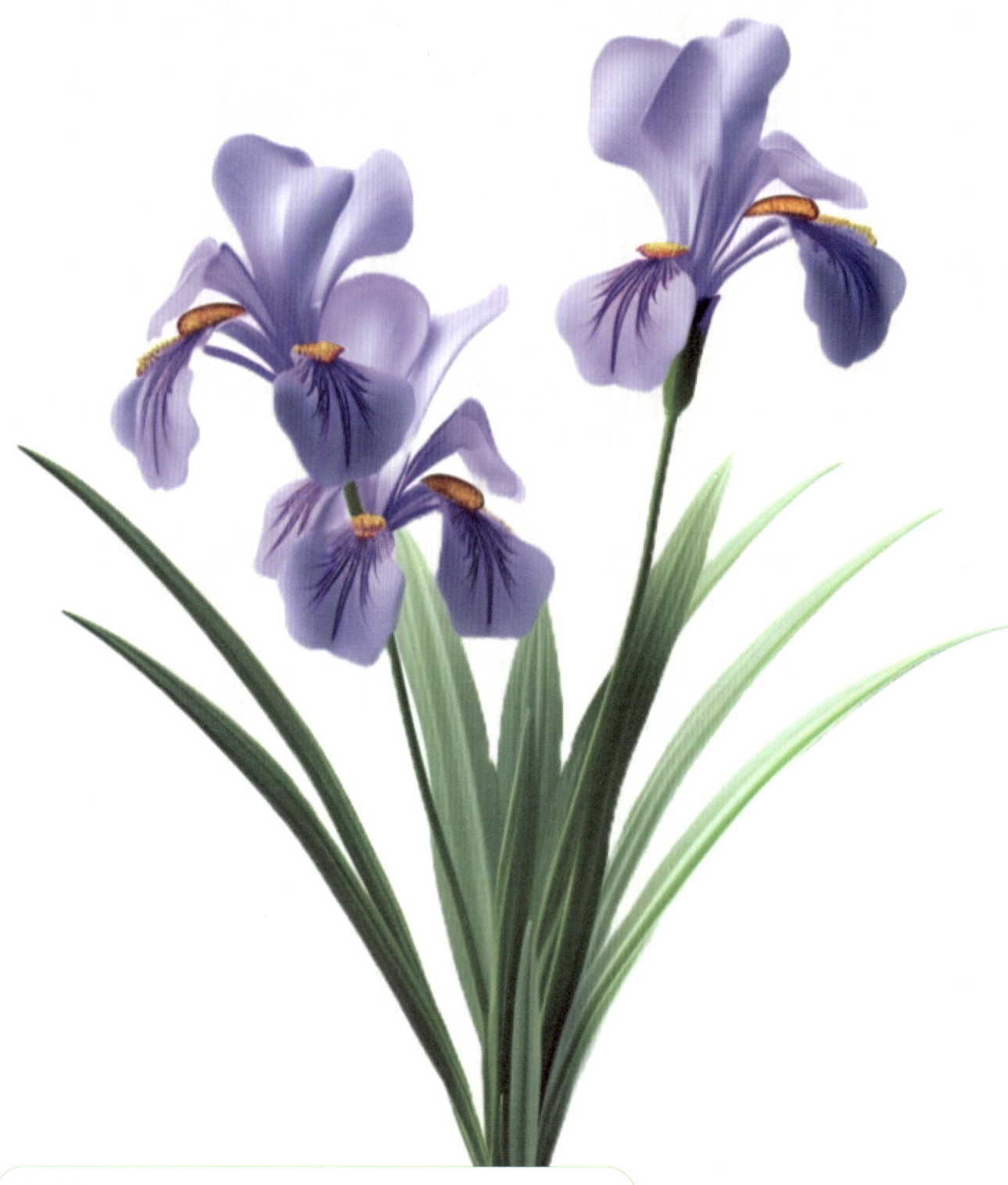

붓꽃
꽃피는 시기 – 5월 ~ 6월
꽃말 – 좋은 소식 / 사랑의 메시지

알록달록 예쁘고 아름답게 색칠해 보세요.

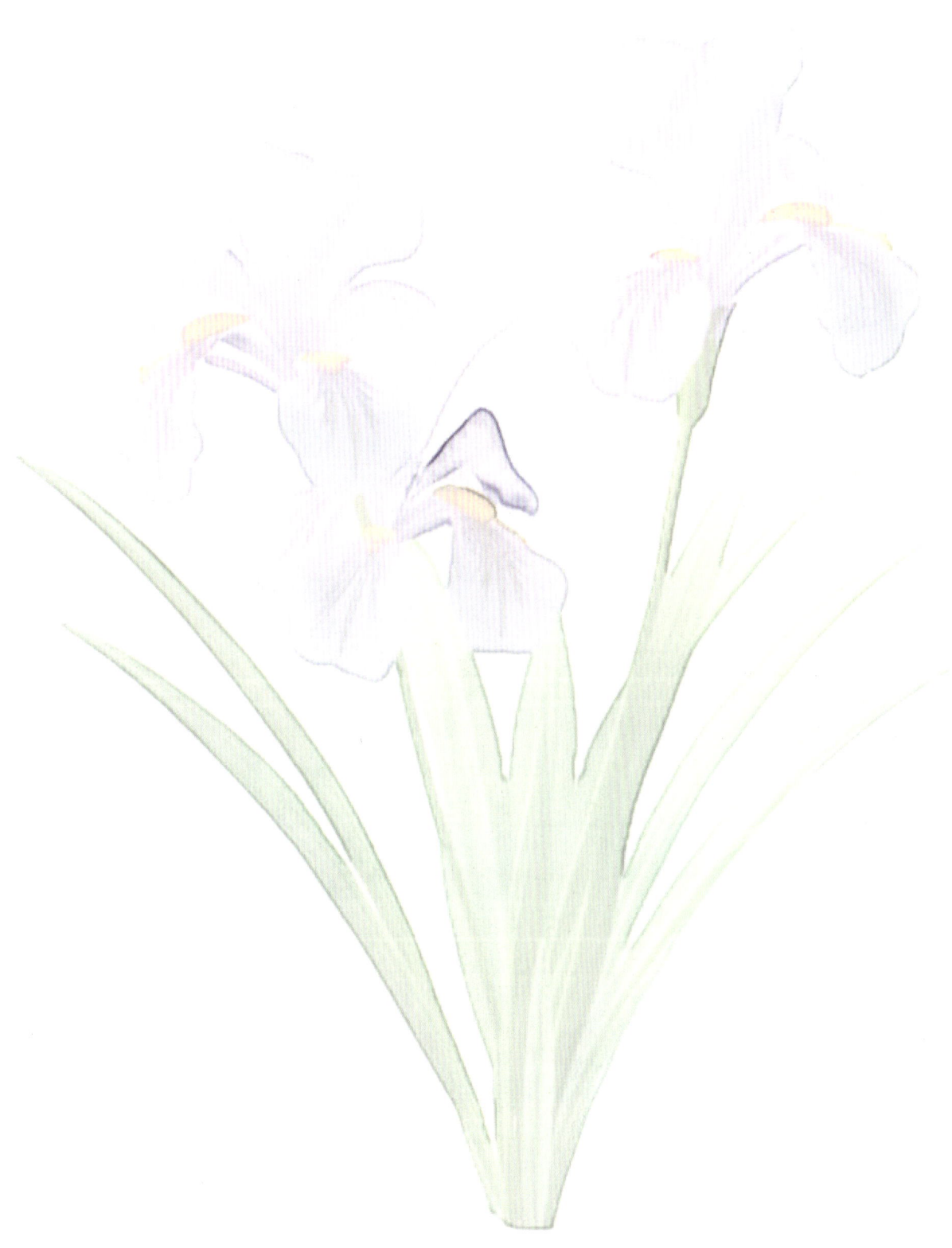

# 봄날의 햇살과 같은 꽃

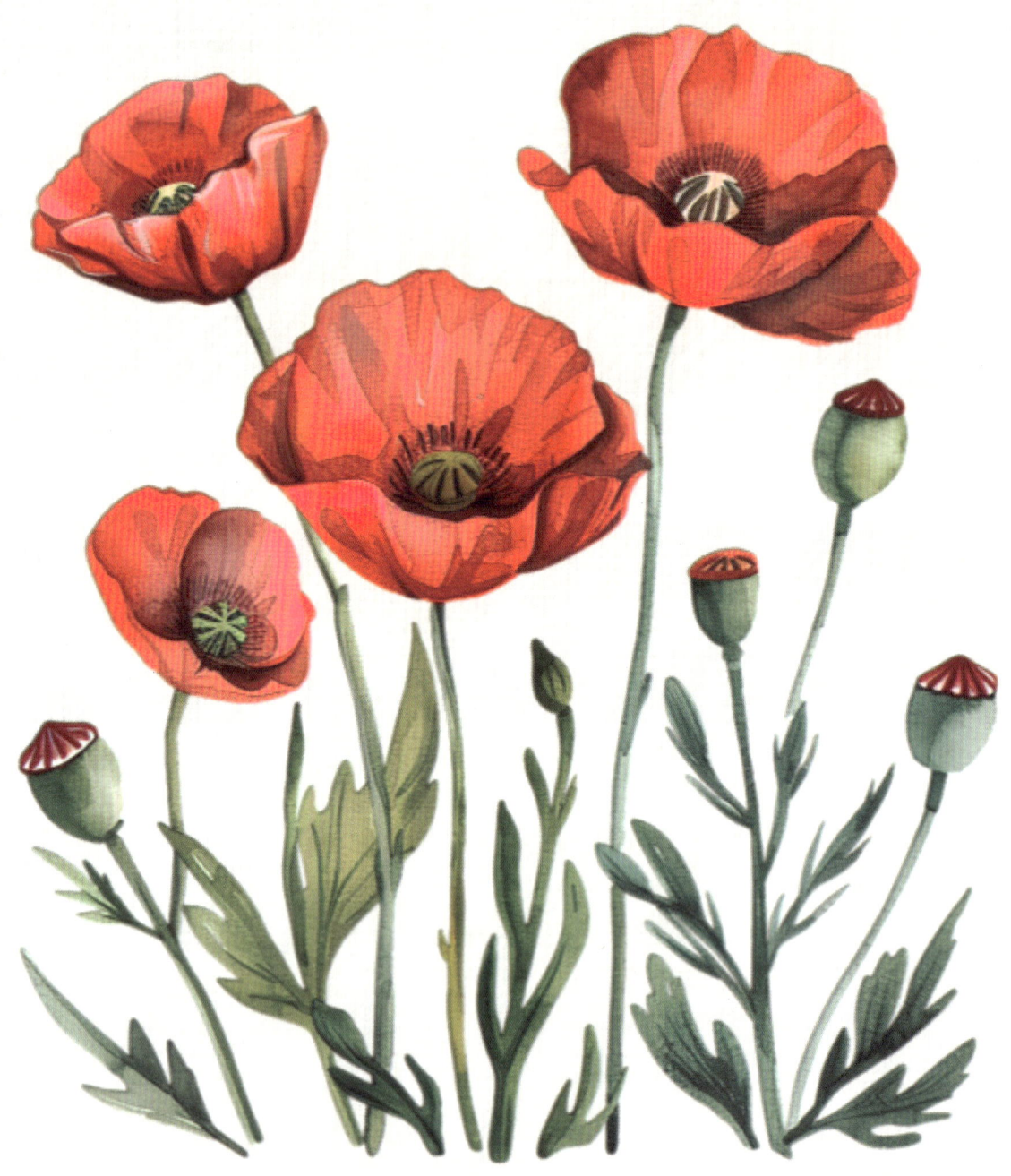

양귀비
꽃피는 시기 - 5월 ~ 6월
꽃말 - 위로 / 위안

알록달록 예쁘고 아름답게 색칠해 보세요.

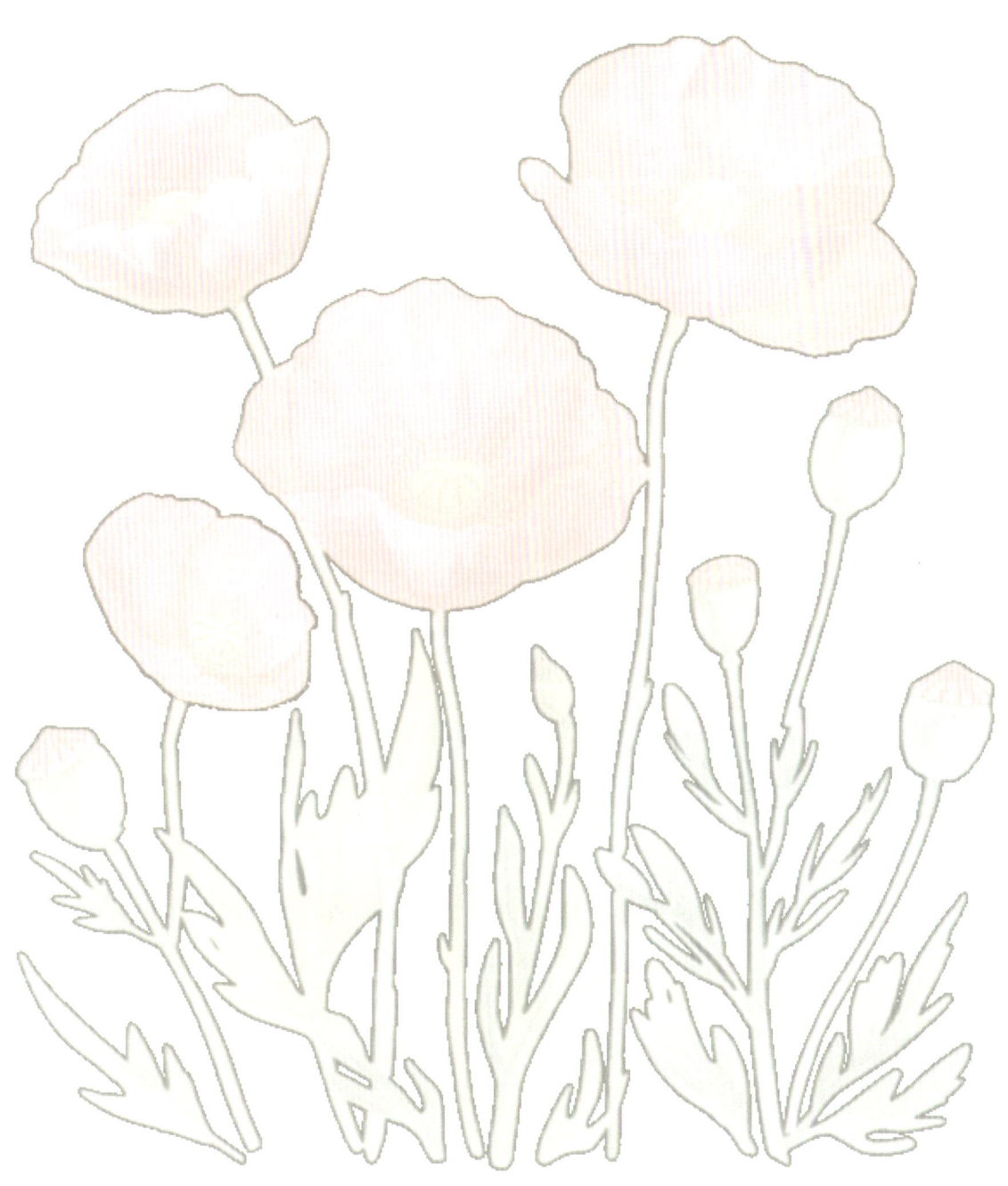

# 봄날의 햇살과 같은 꽃

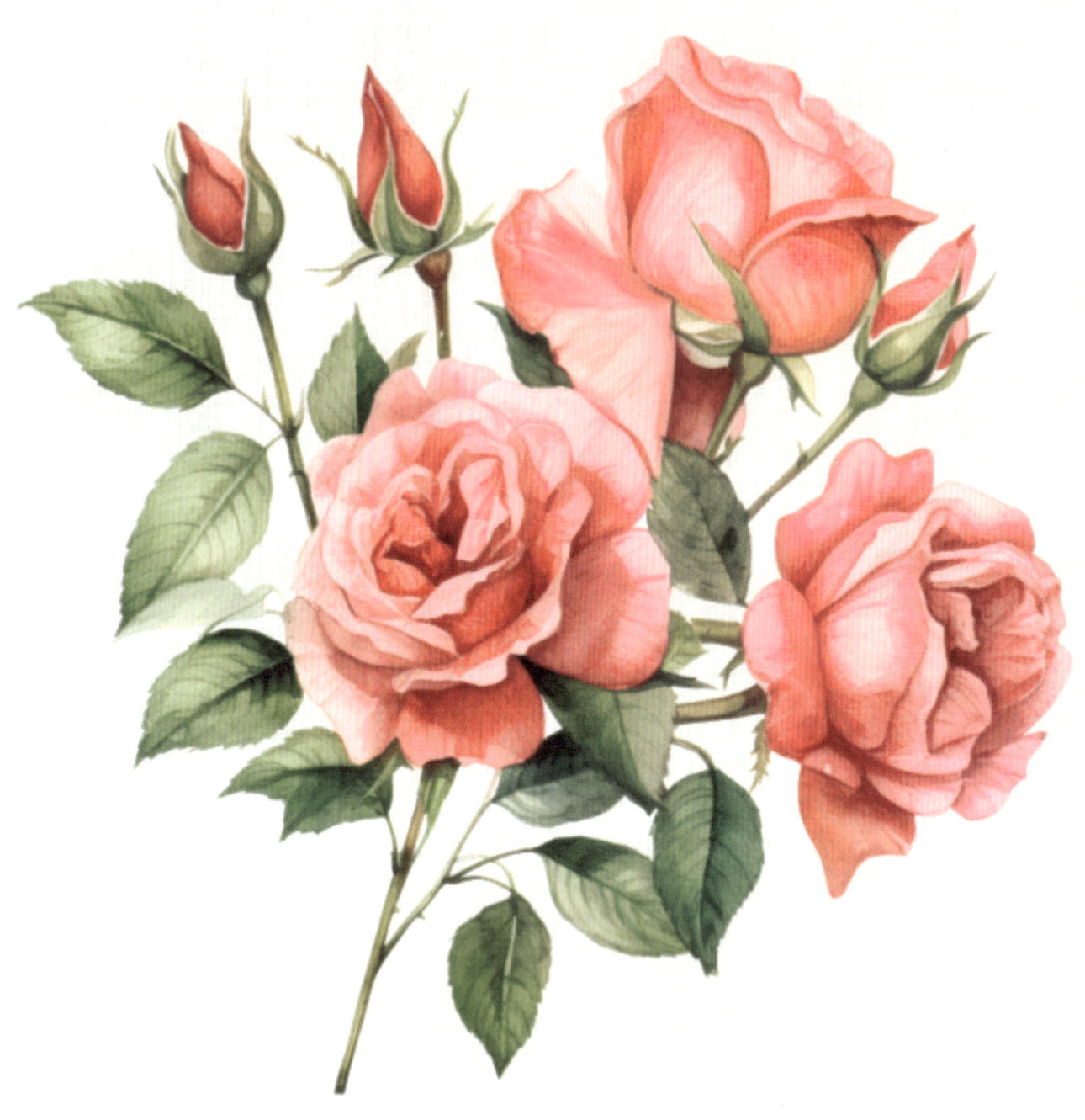

장미
꽃피는 시기 - 5월 ~ 6월
꽃말 - 빨강 : 열렬한 사랑 / 흰색 : 순결함 / 노랑 : 우정

알록달록 예쁘고 아름답게 색칠해 보세요.

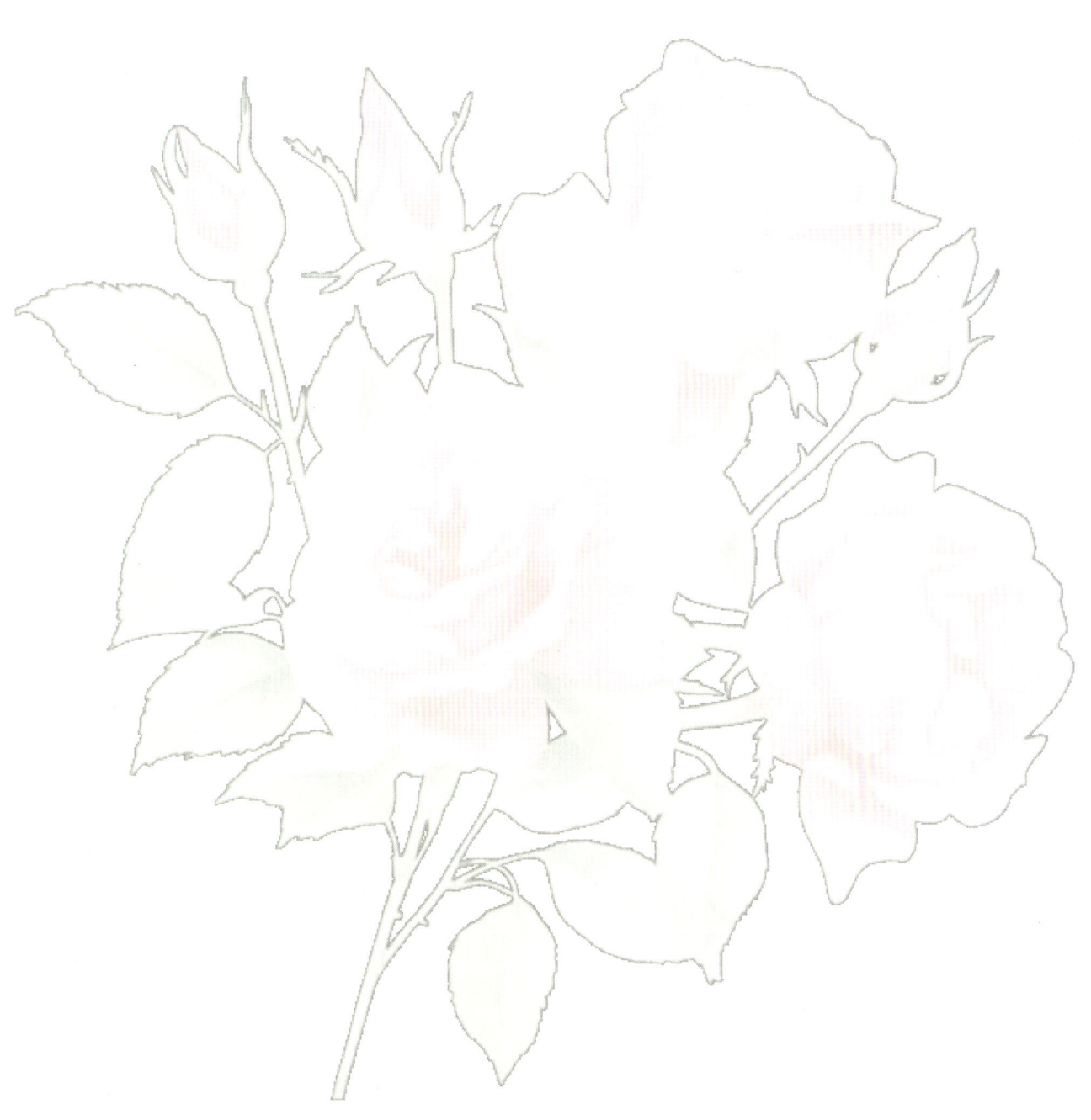

# 봄날의 햇살과 같은 꽃

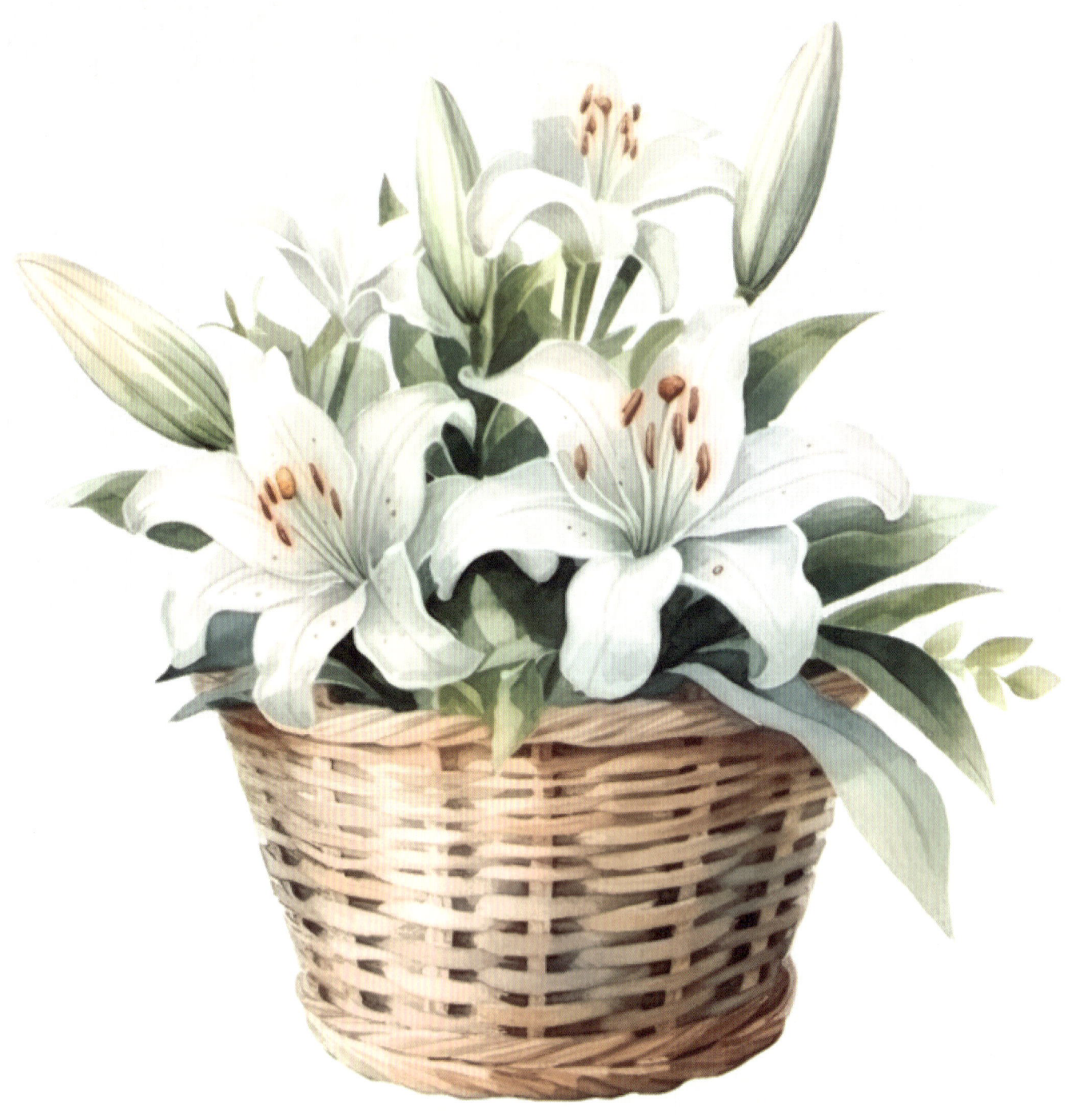

백합
꽃피는 시기 – 5월 ~ 7월
꽃말 – 변함 없는 사랑 / 순결

알록달록 예쁘고 아름답게 색칠해 보세요.

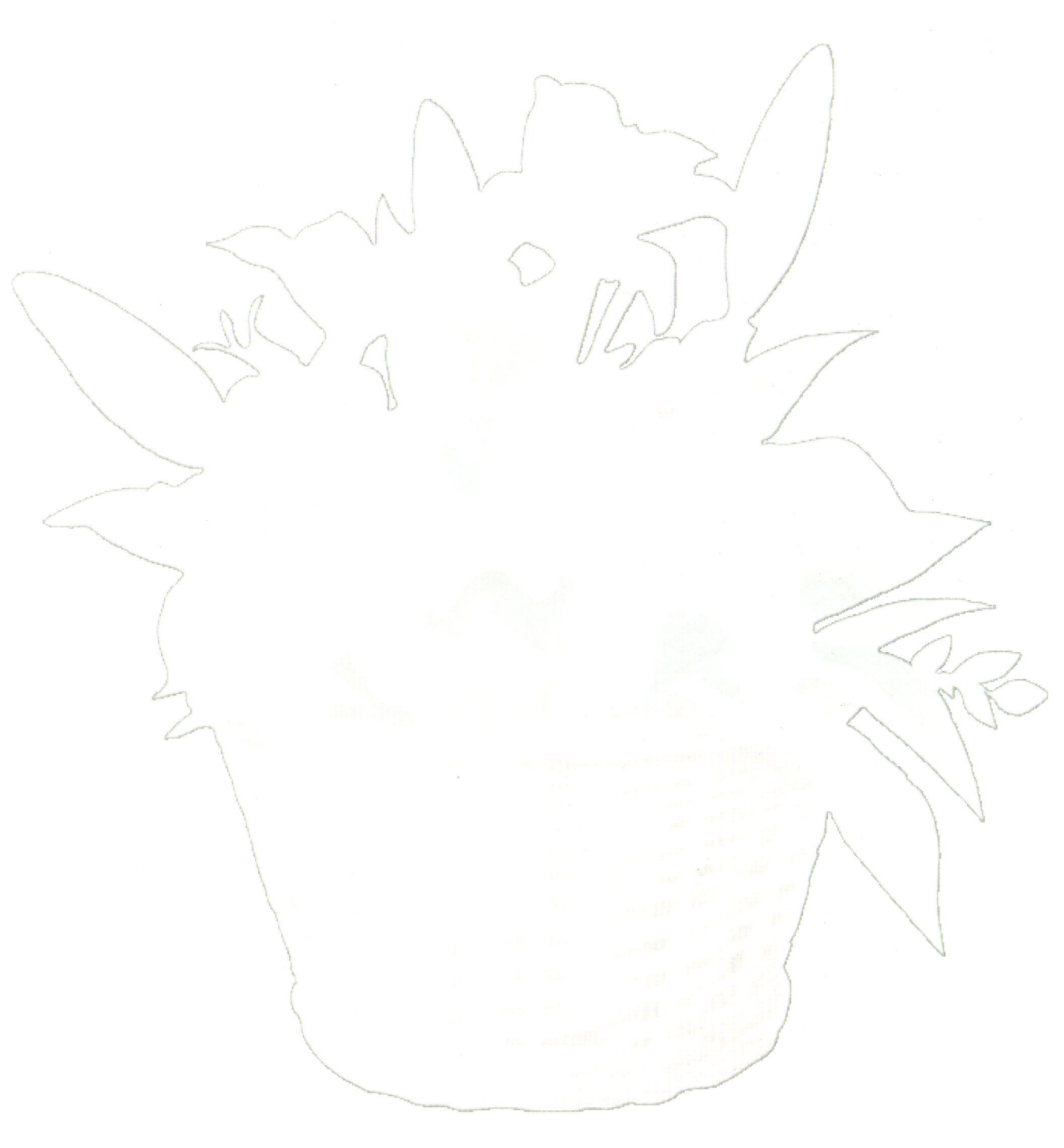

자유롭게 색칠해 보세요.

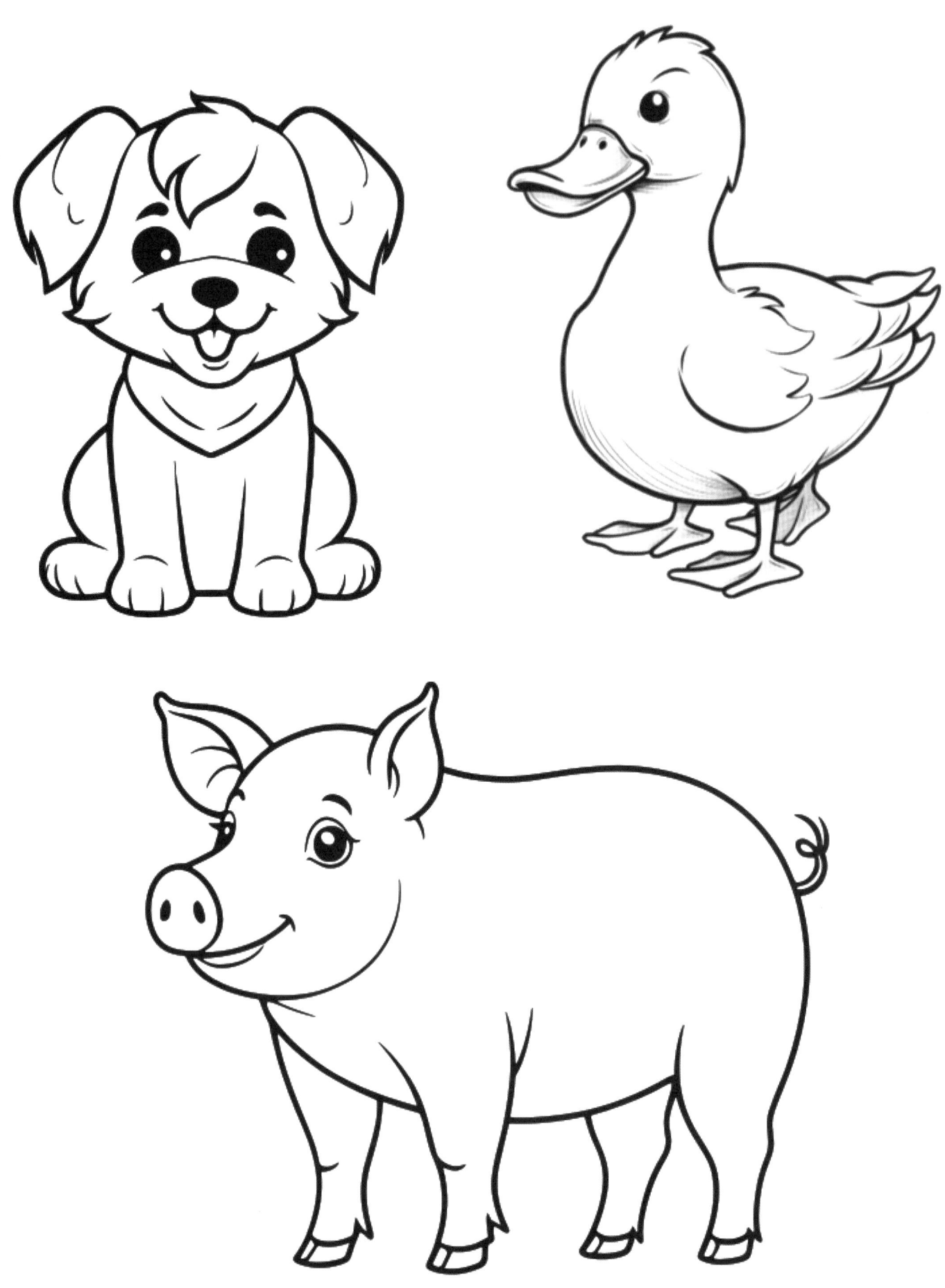

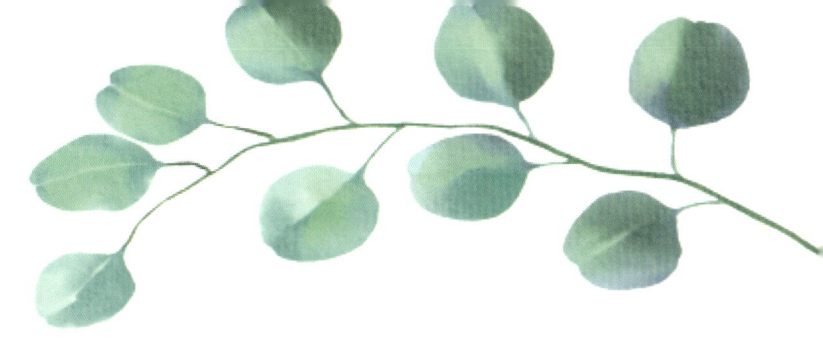

# 2. 무더운 여름과 함께하는 꽃

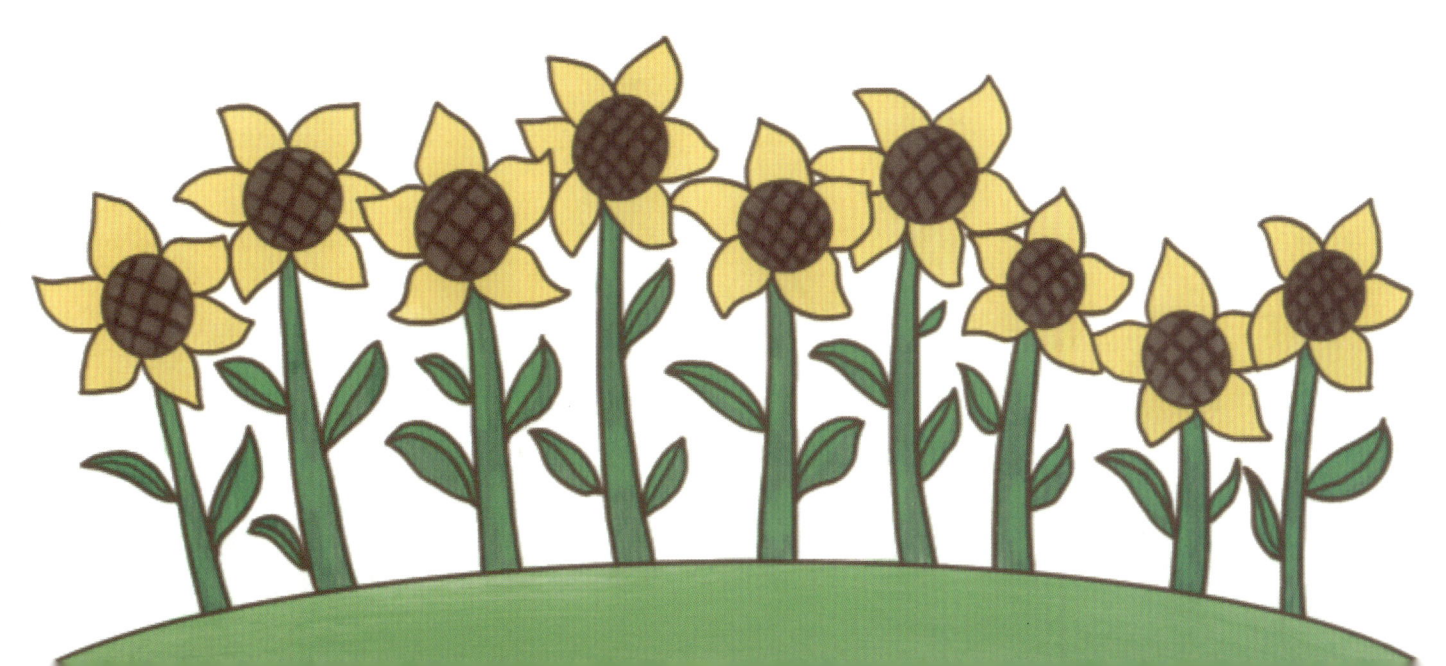

# 무더운 여름과 함께하는 꽃

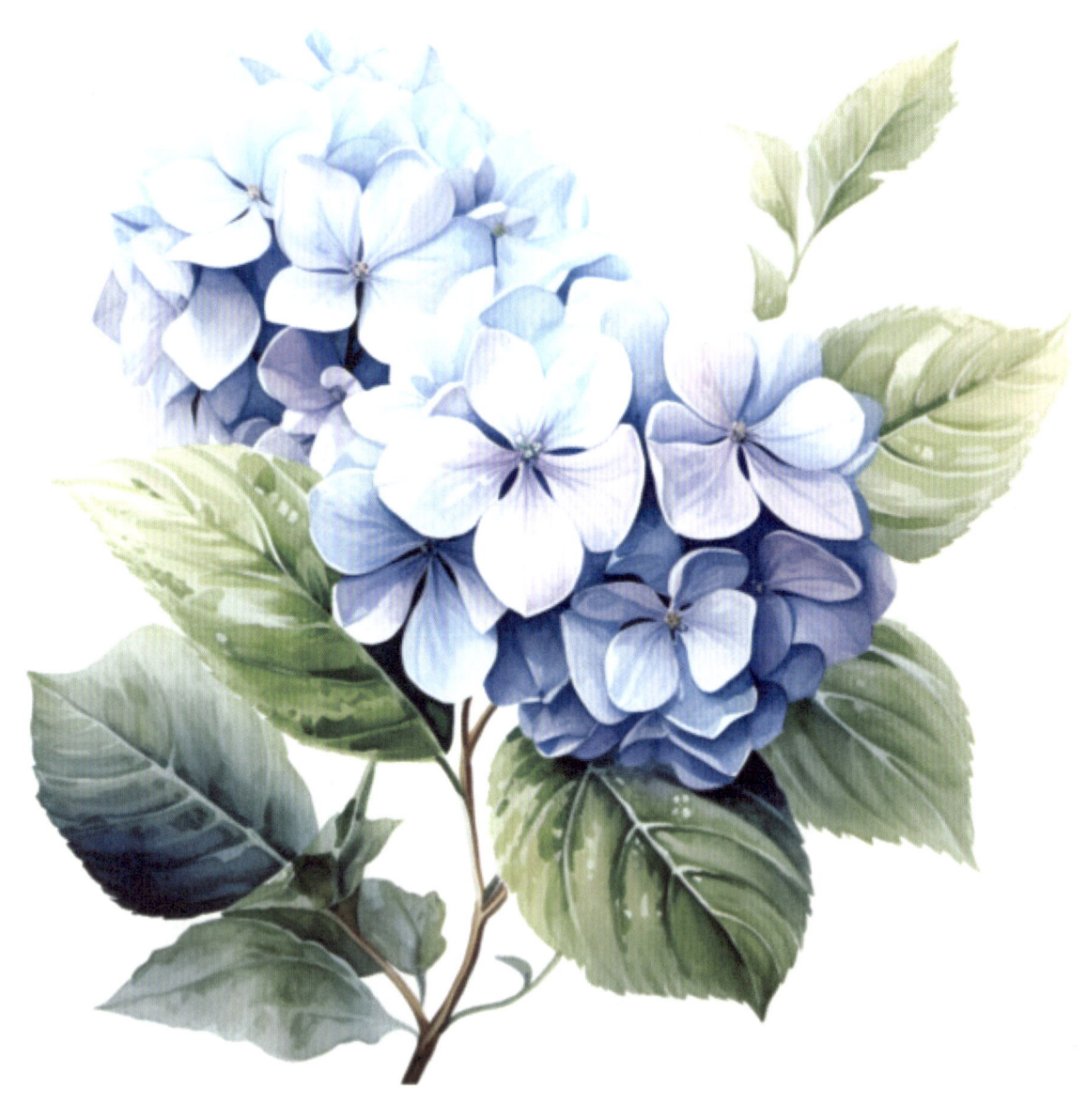

수국
꽃피는 시기 - 6월 ~ 7월
꽃말 - 진심 / 변덕

알록달록 예쁘고 아름답게 색칠해 보세요.

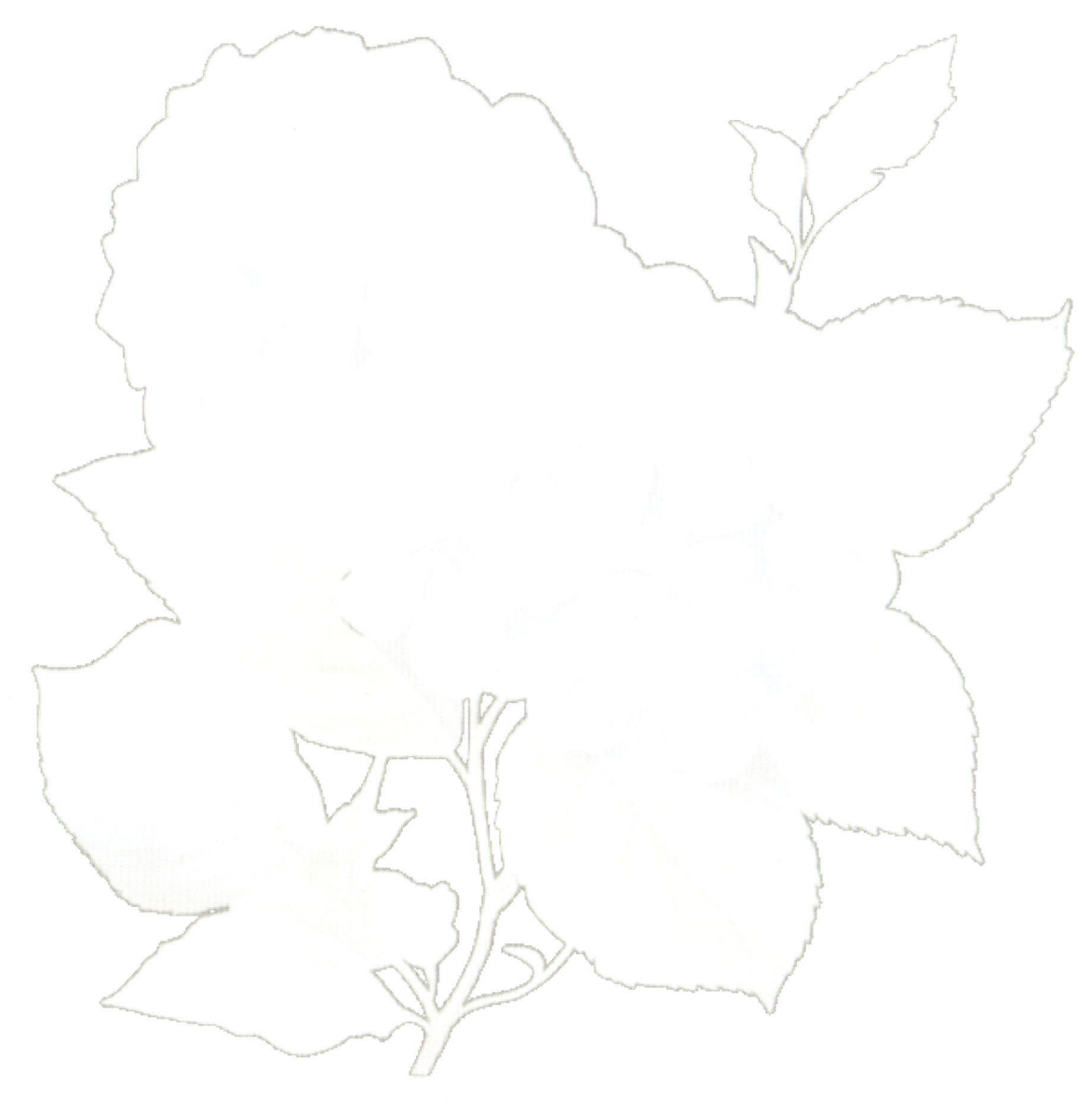

알록달록 예쁘고 아름답게 색칠해 보세요.

# 무더운 여름과 함께하는 꽃

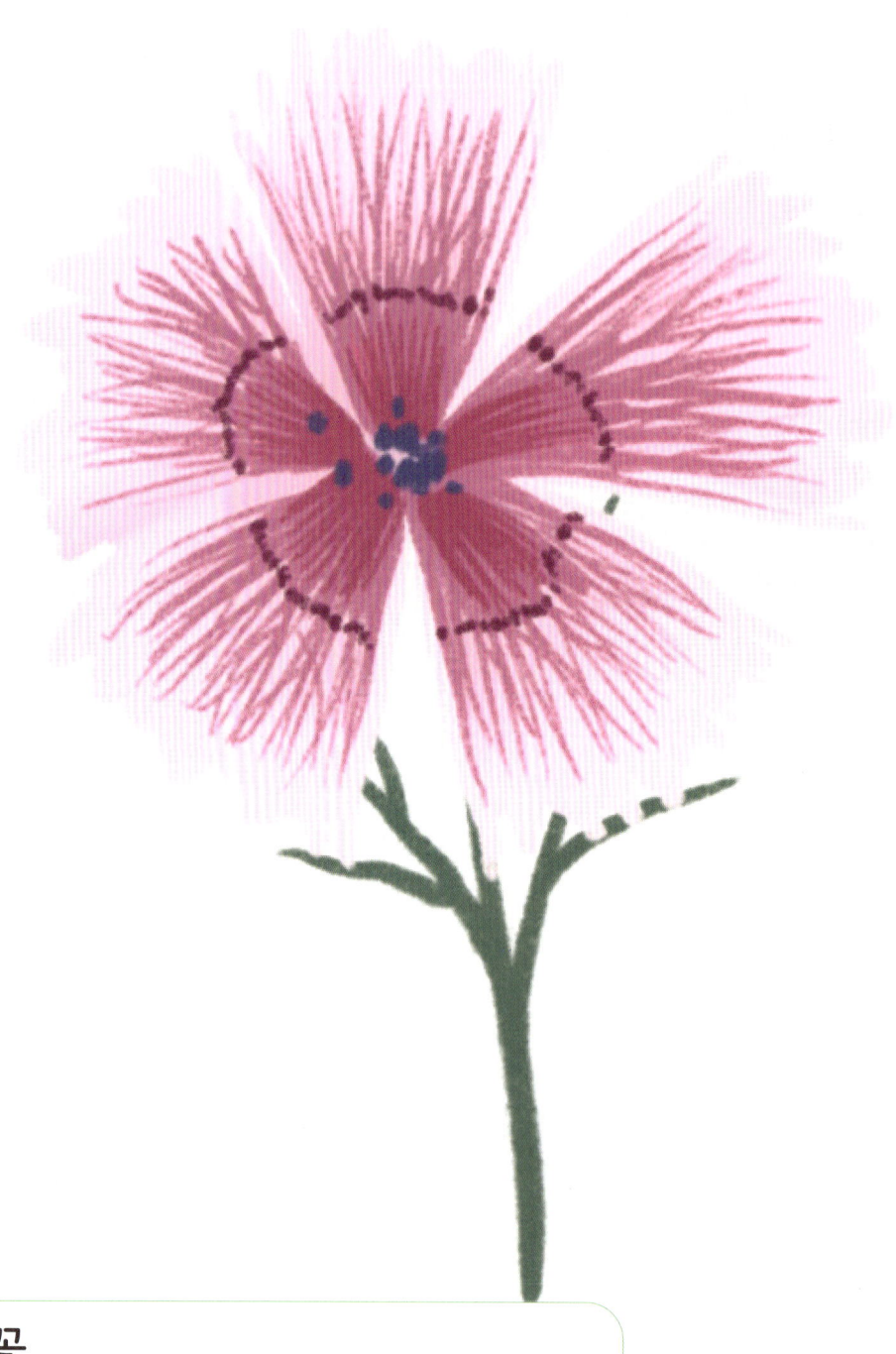

패랭이꽃
꽃피는 시기 - 6월 ~ 8월
꽃말 - 순결한 사랑 / 재능

알록달록 예쁘고 아름답게 색칠해 보세요.

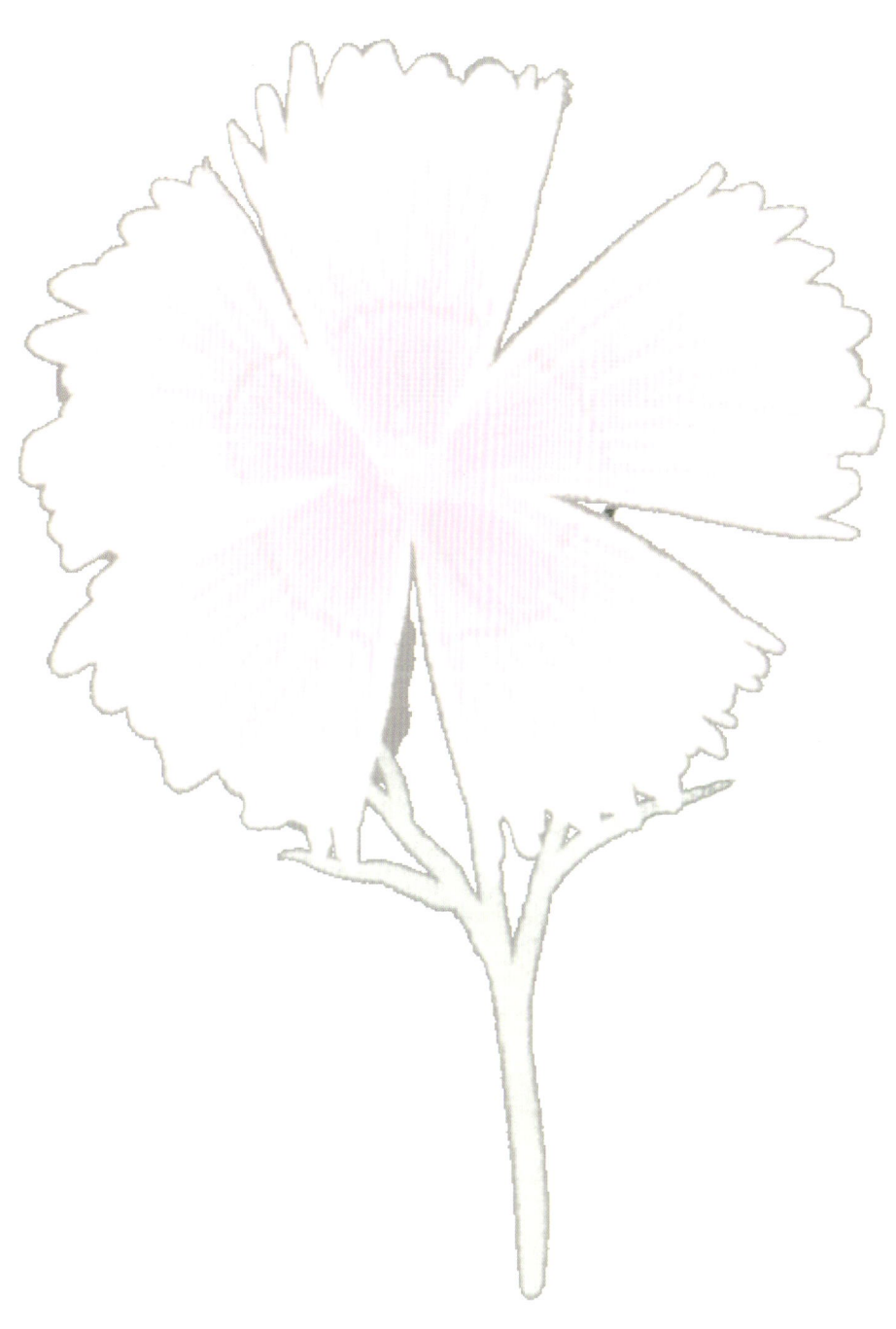

알록달록 예쁘고 아름답게 색칠해 보세요.

# 무더운 여름과 함께하는 꽃

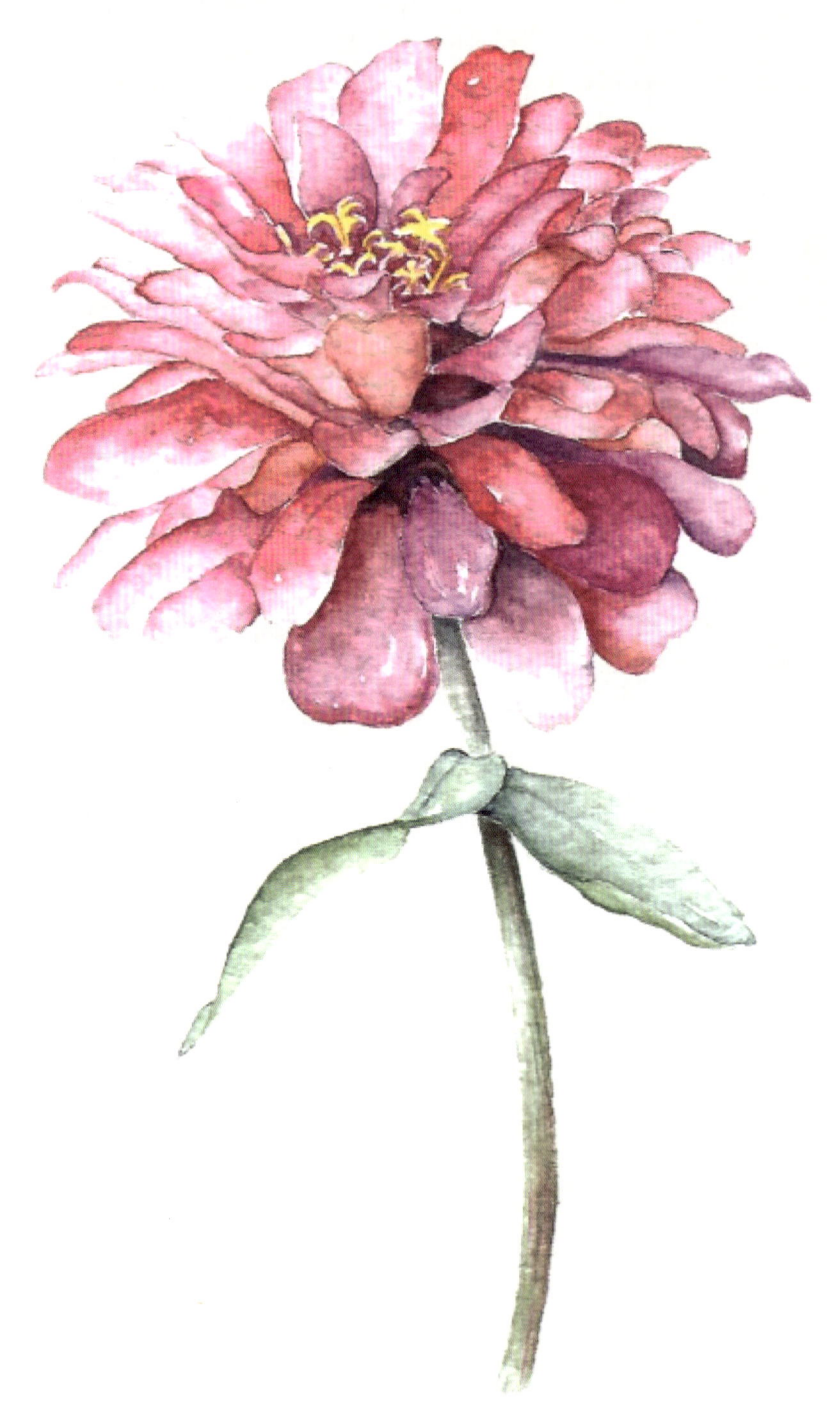

백일홍
꽃피는 시기 – 6월 ~ 10월
꽃말 – 인연 / 행복

알록달록 예쁘고 아름답게 색칠해 보세요.

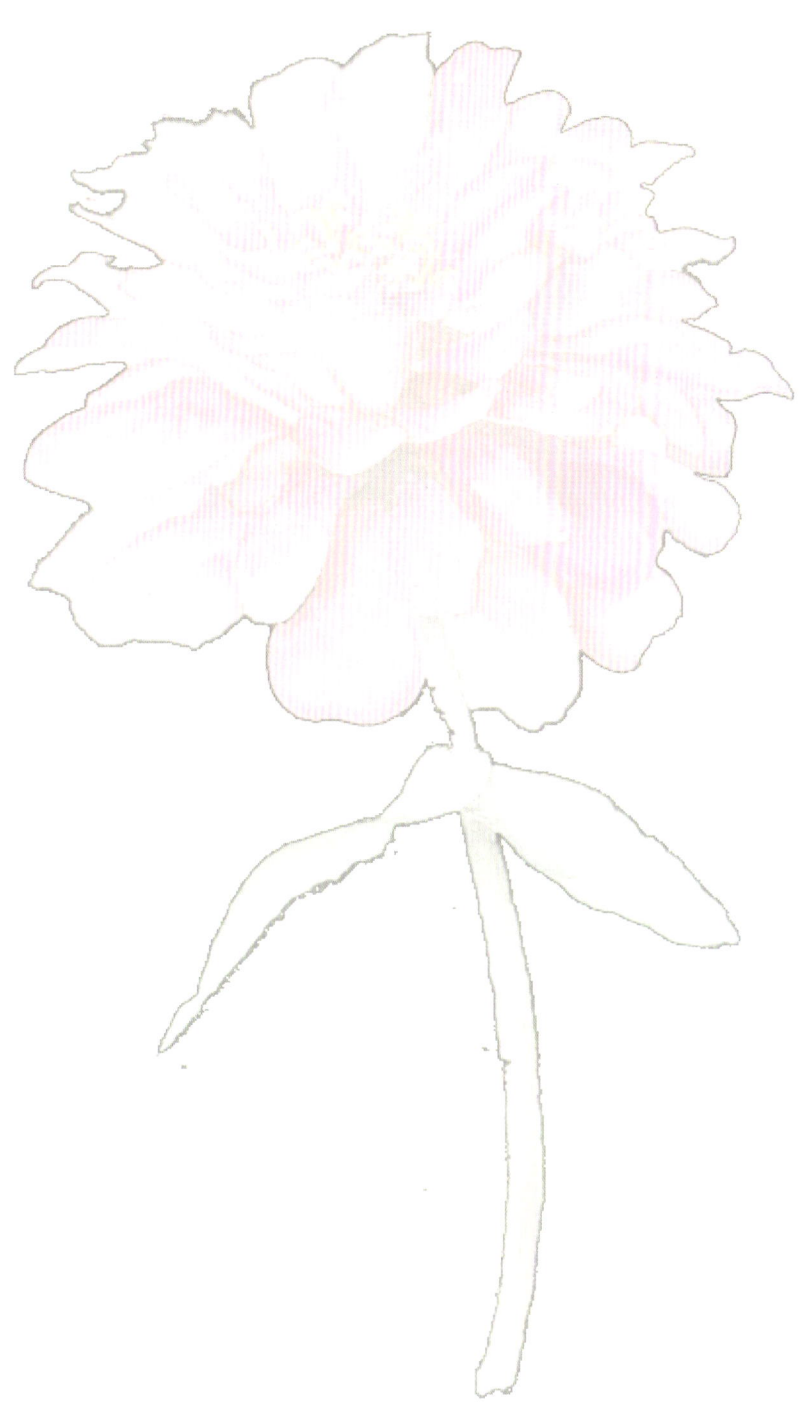

알록달록 예쁘고 아름답게 색칠해 보세요.

# 무더운 여름과 함께하는 꽃

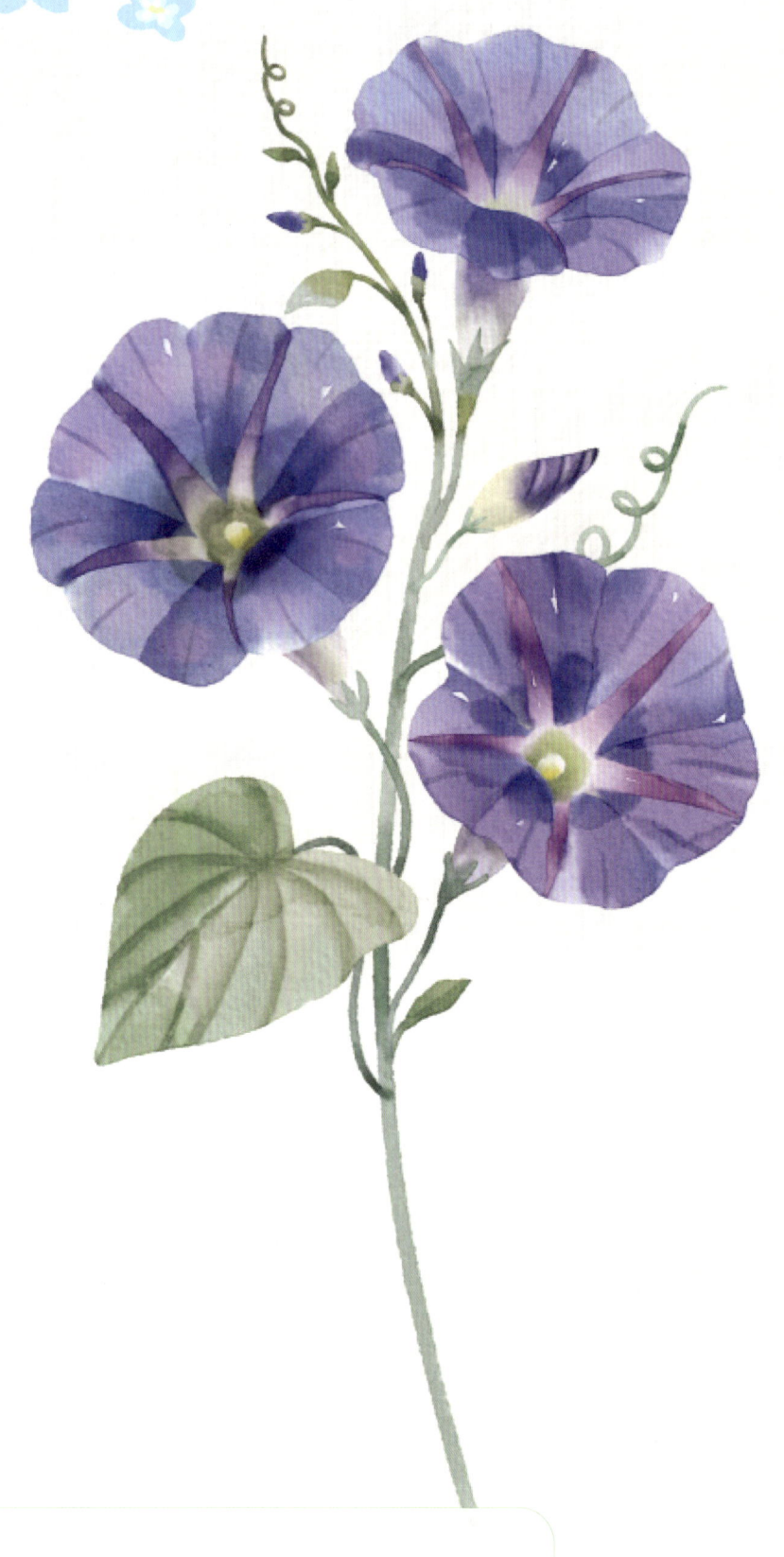

나팔꽃
꽃피는 시기 - 7월 ~ 8월
꽃말 - 기쁜 소식

알록달록 예쁘고 아름답게 색칠해 보세요.

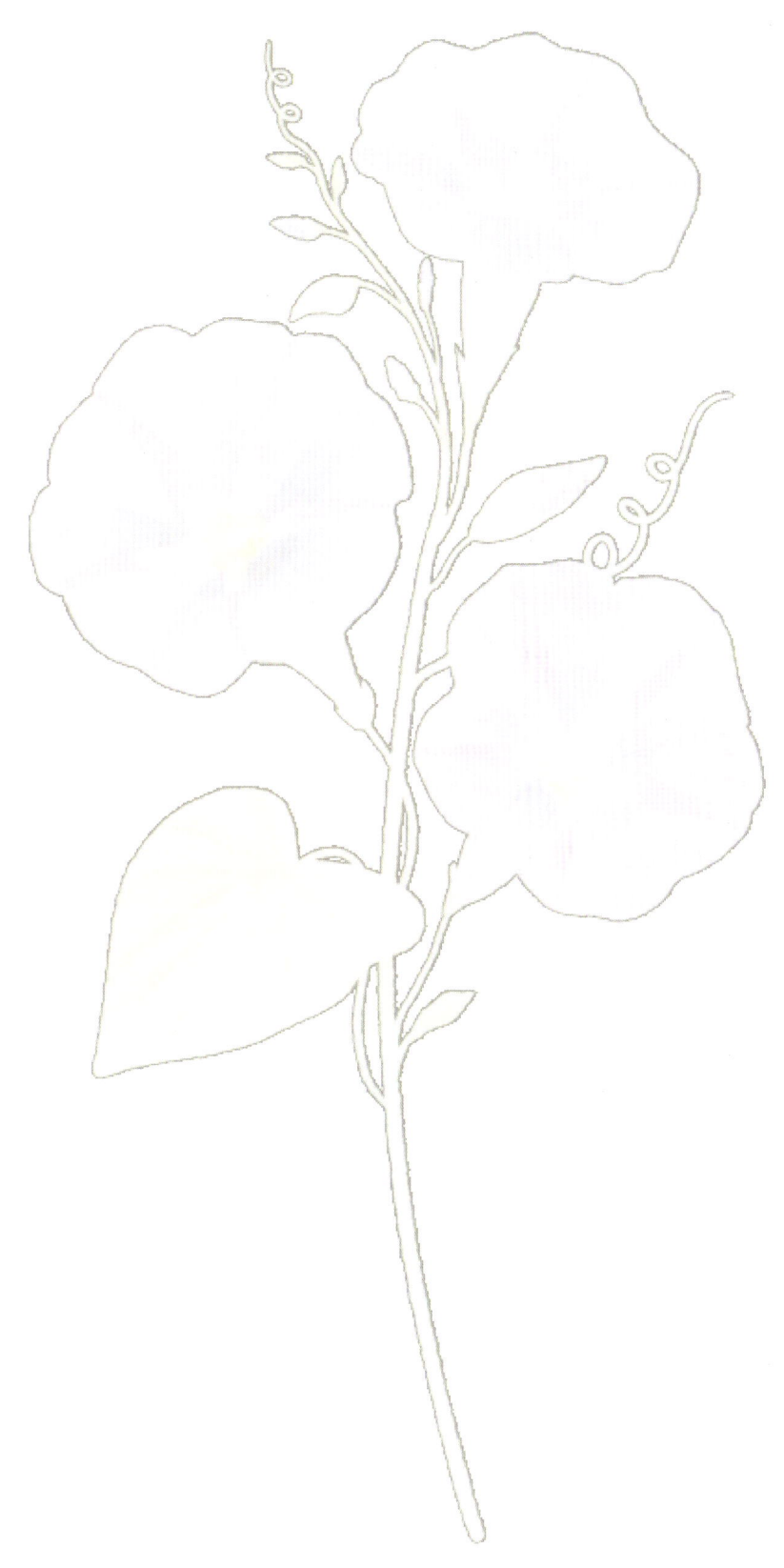

알록달록 예쁘고 아름답게 색칠해 보세요.

# 무더운 여름과 함께하는 꽃

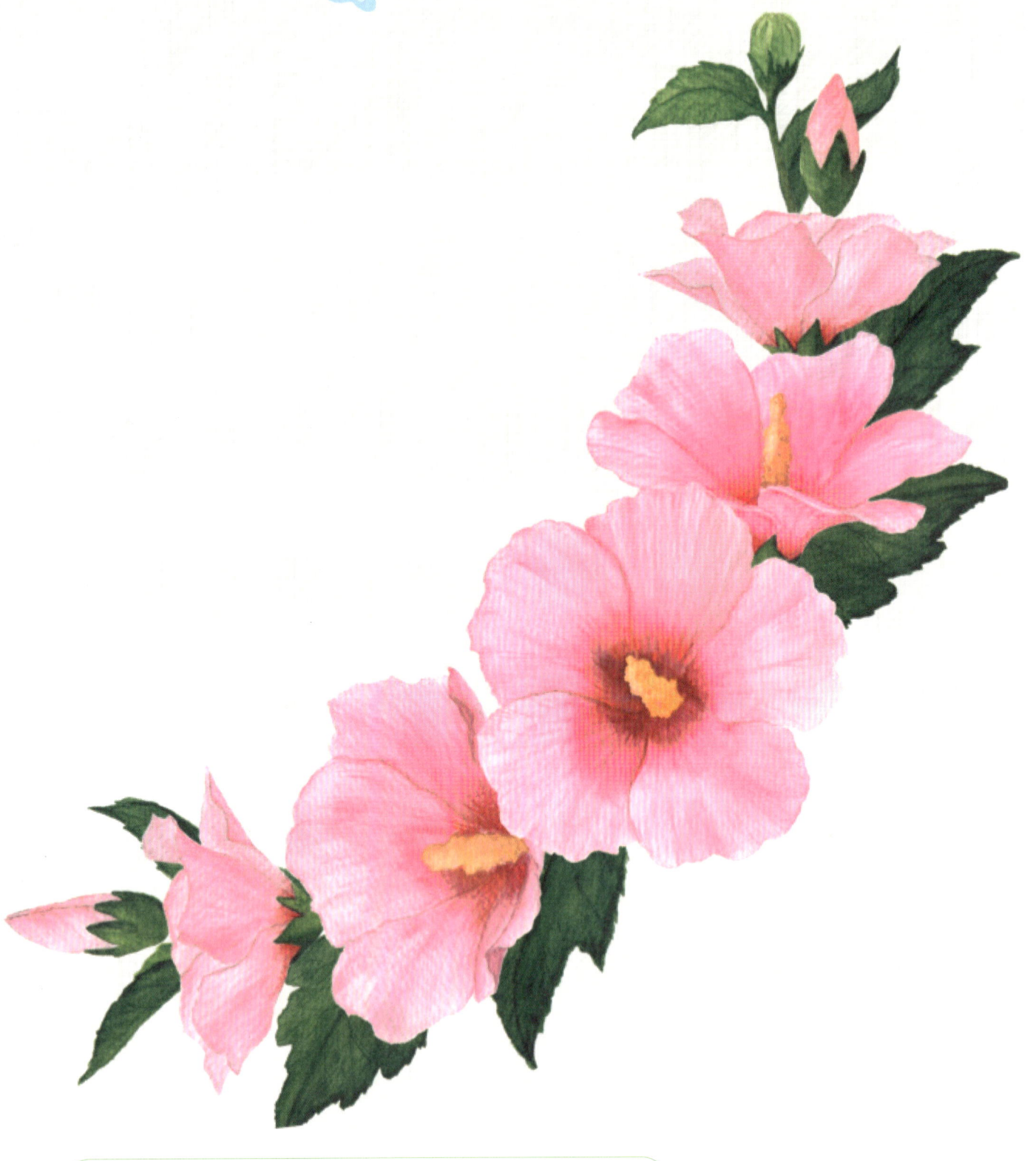

꽃이름 : 무궁화
꽃피는 시기 : 7월 ~ 9월
꽃말 : 불굴의 의지 / 인내

알록달록 예쁘고 아름답게 색칠해 보세요.

알록달록 예쁘고 아름답게 색칠해 보세요.

# 무더운 여름과 함께하는 꽃

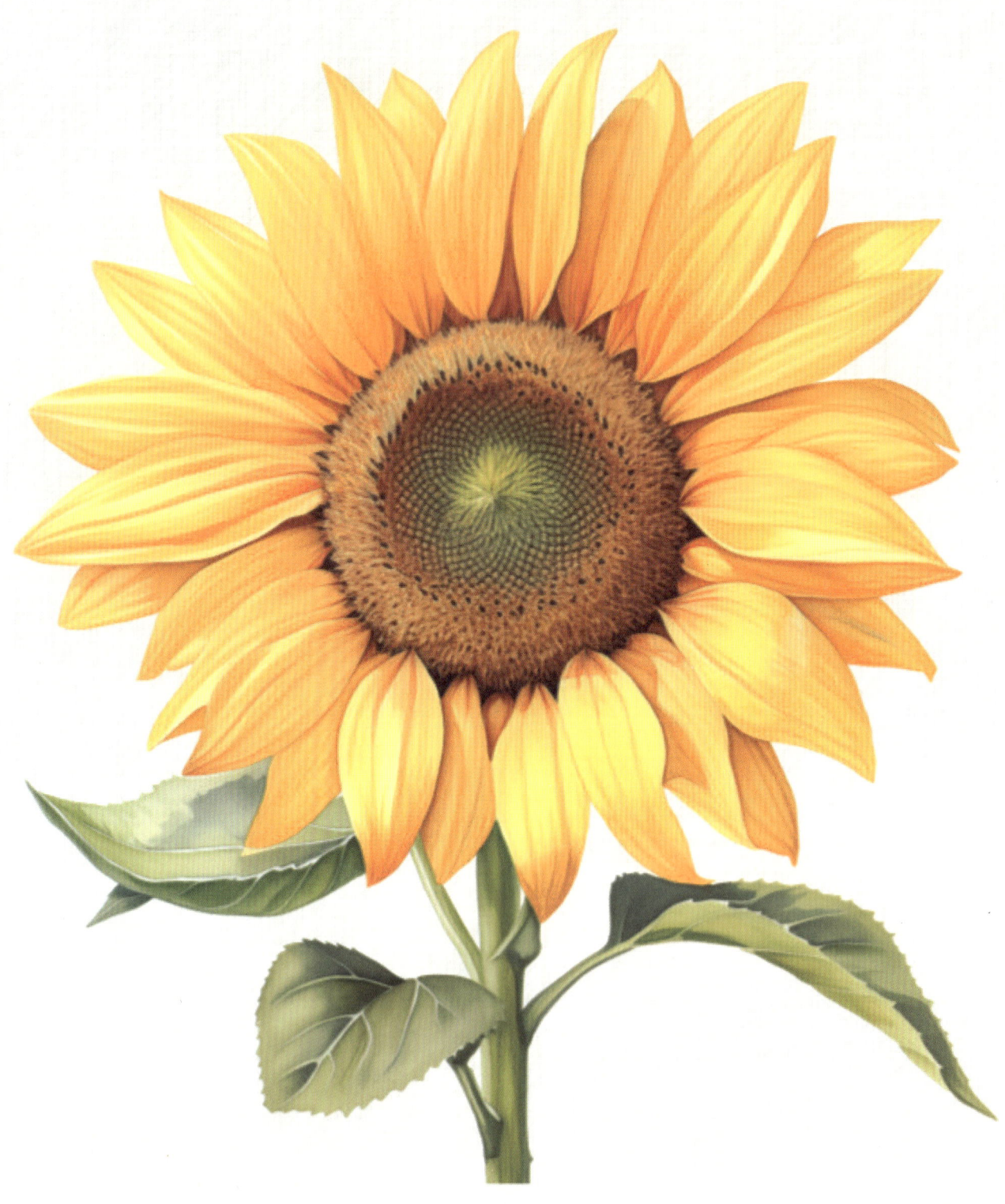

해바라기
꽃피는 시기 – 8월 ~ 9월
꽃말 – 일편단심 / 숭배

알록달록 예쁘고 아름답게 색칠해 보세요.

자유롭게 색칠해 보세요.

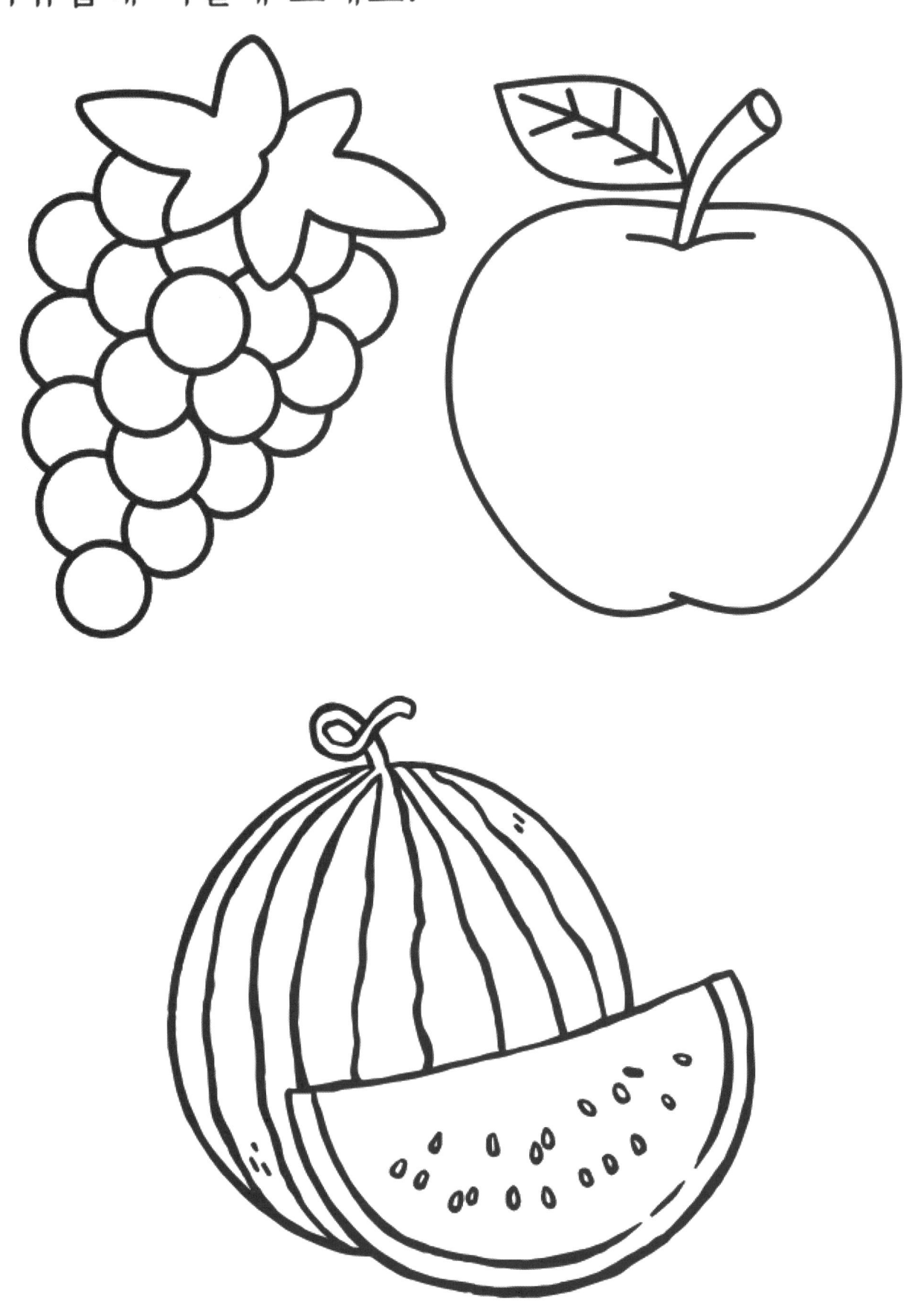

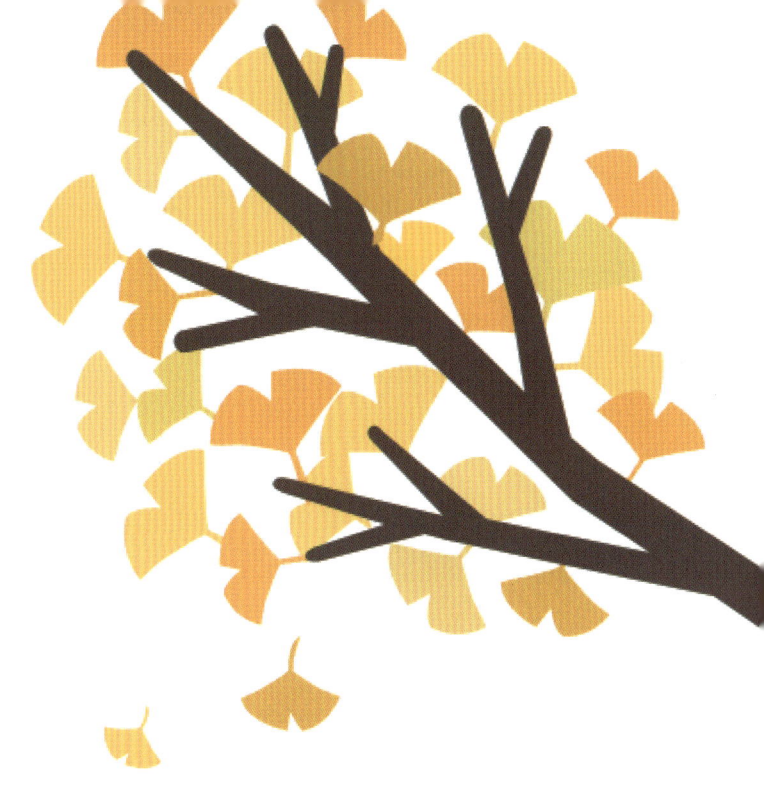

# 3. 가을 그리고 겨울을 보내는 꽃

# 가을 그리고 겨울을 보내는 꽃

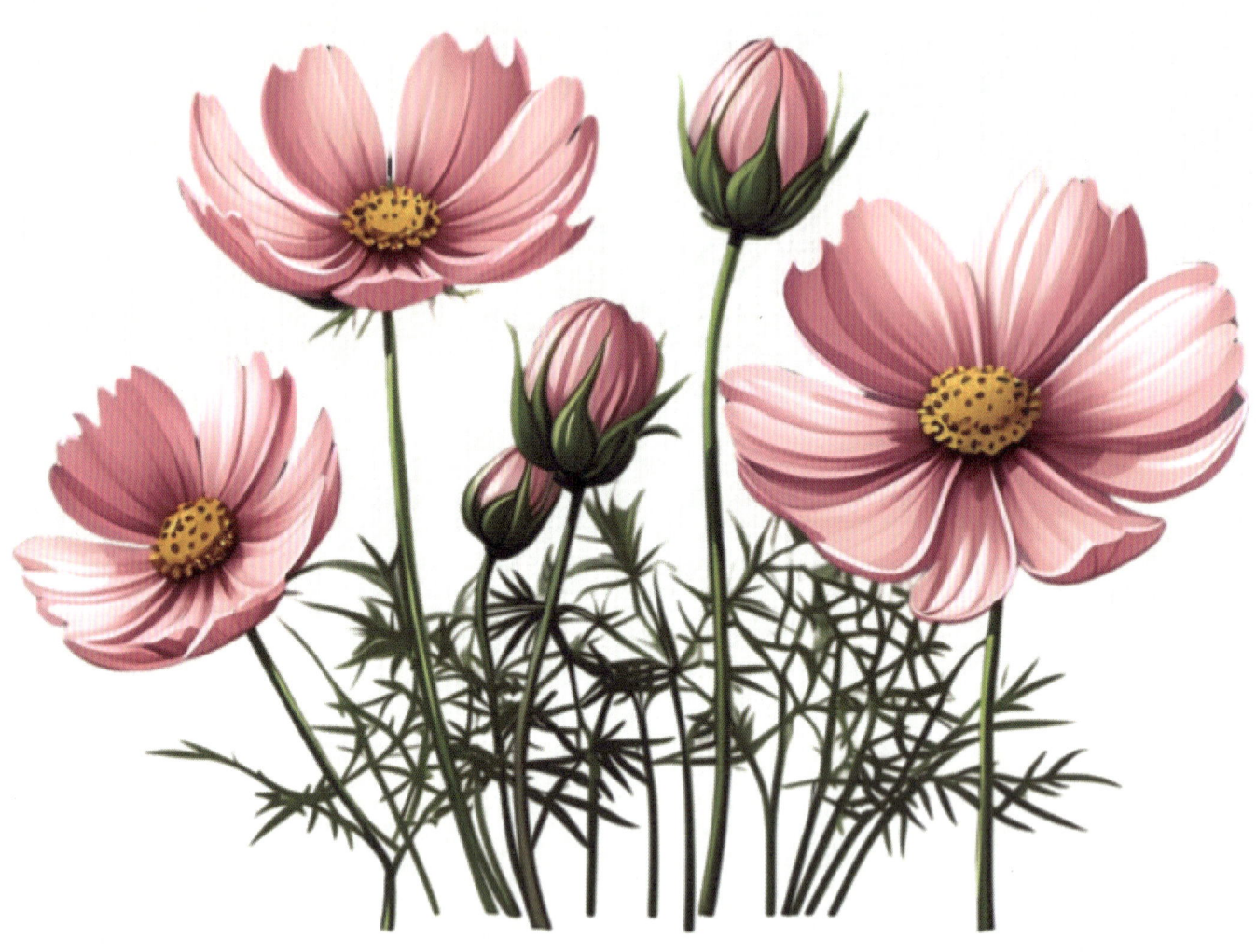

코스모스
꽃피는 시기 – 6월 ~ 10월
꽃말 – 순정 / 소녀의 순결

알록달록 예쁘고 아름답게 색칠해 보세요.

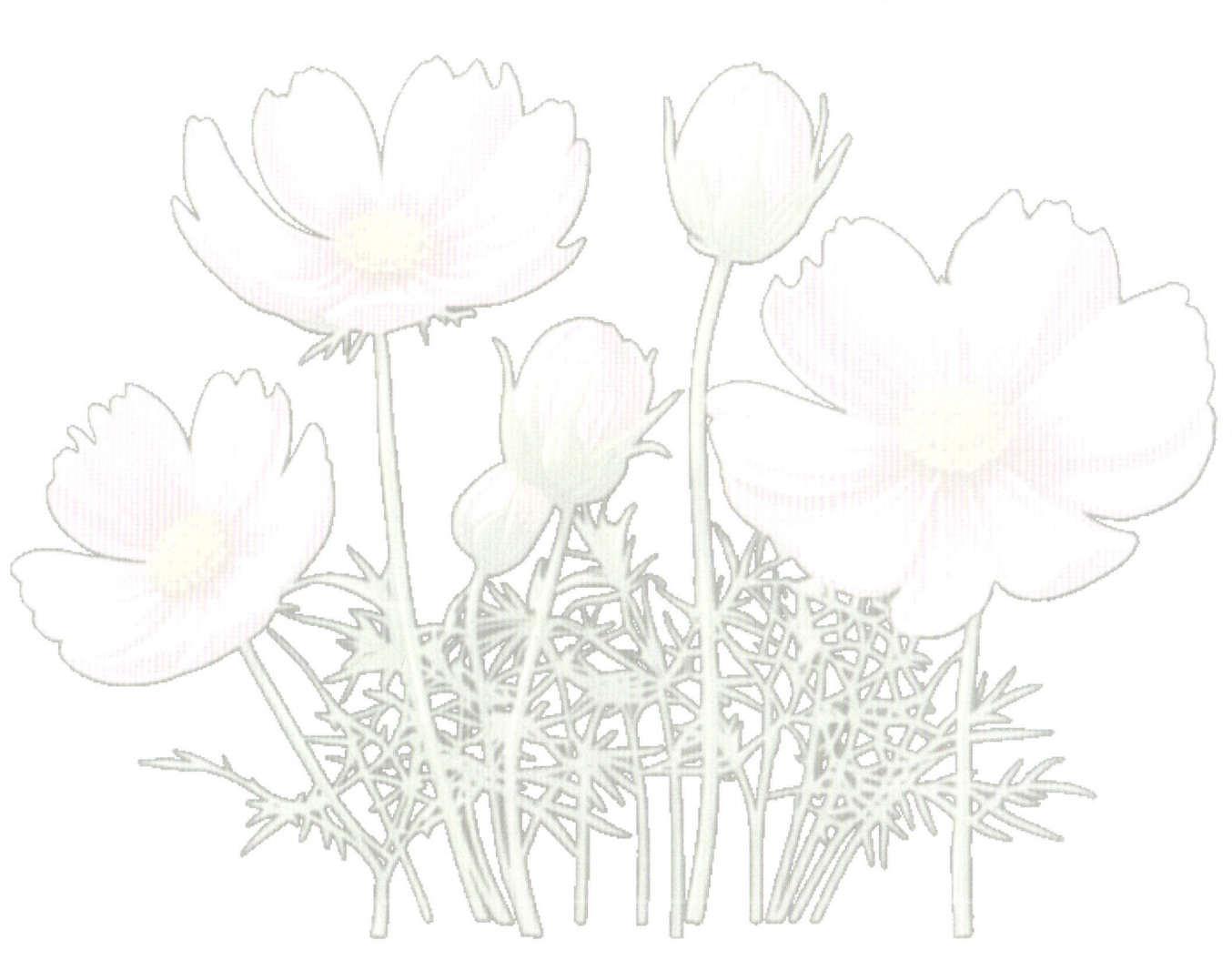

# 가을 그리고 겨울을 보내는 꽃

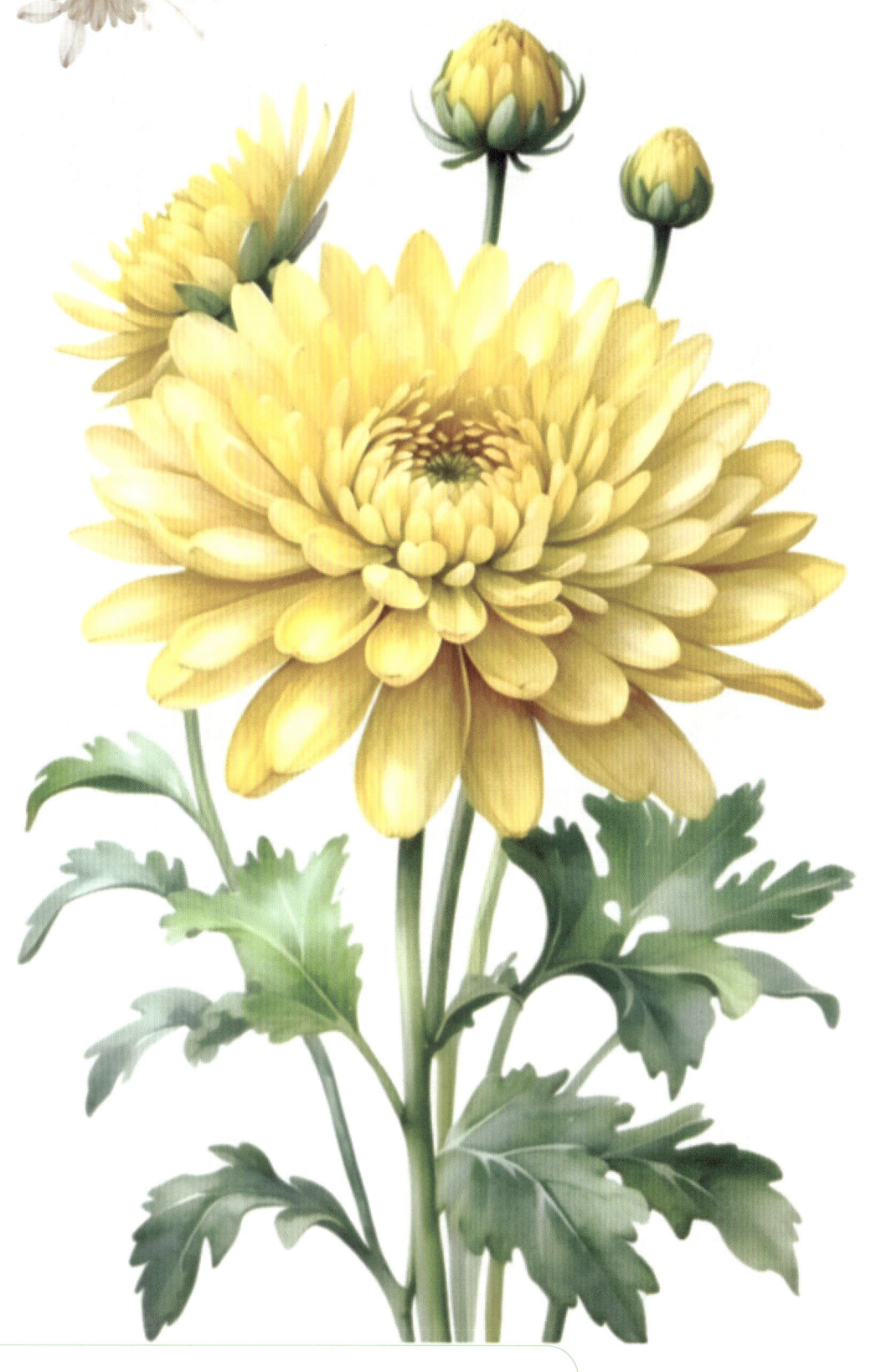

국화
꽃피는 시기 – 9월 ~ 11월
꽃말 – 노란색 : 짝사랑 / 흰색 : 진실

알록달록 예쁘고 아름답게 색칠해 보세요.

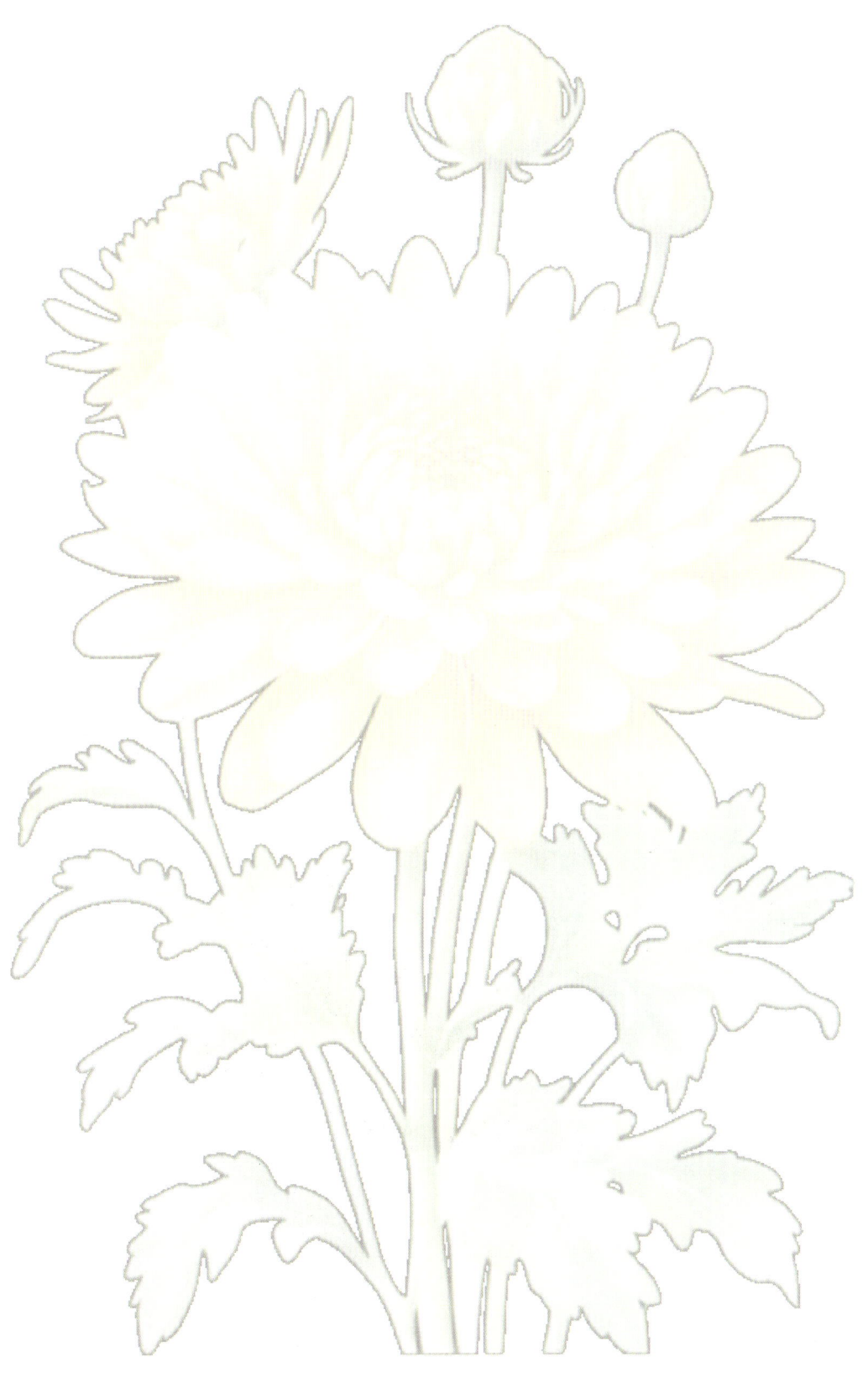

# 가을 그리고 겨울을 보내는 꽃

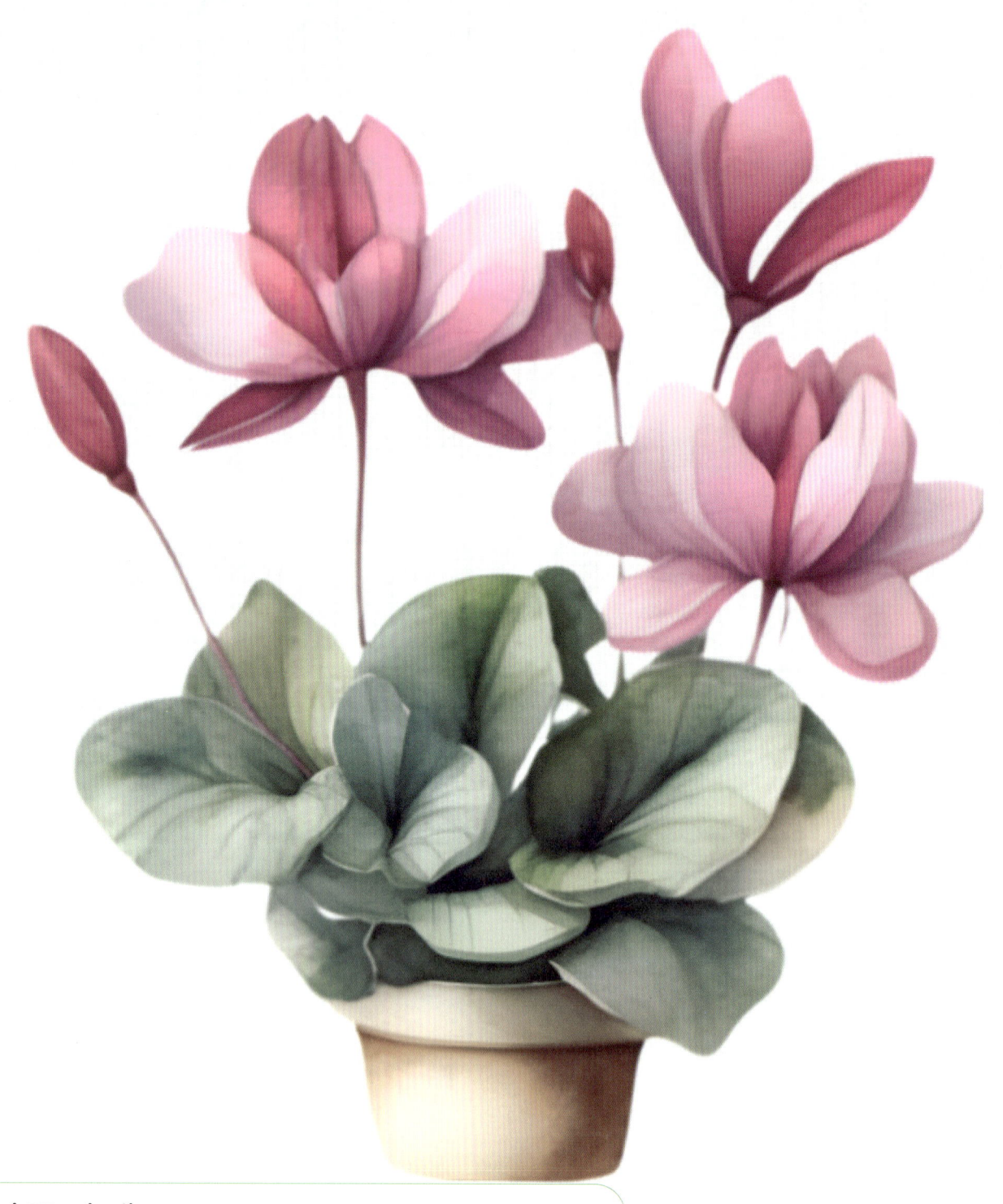

시클라멘
꽃피는 시기 - 11월 ~ 3월
꽃말 - 수줍은 사랑 / 질투

알록달록 예쁘고 아름답게 색칠해 보세요.

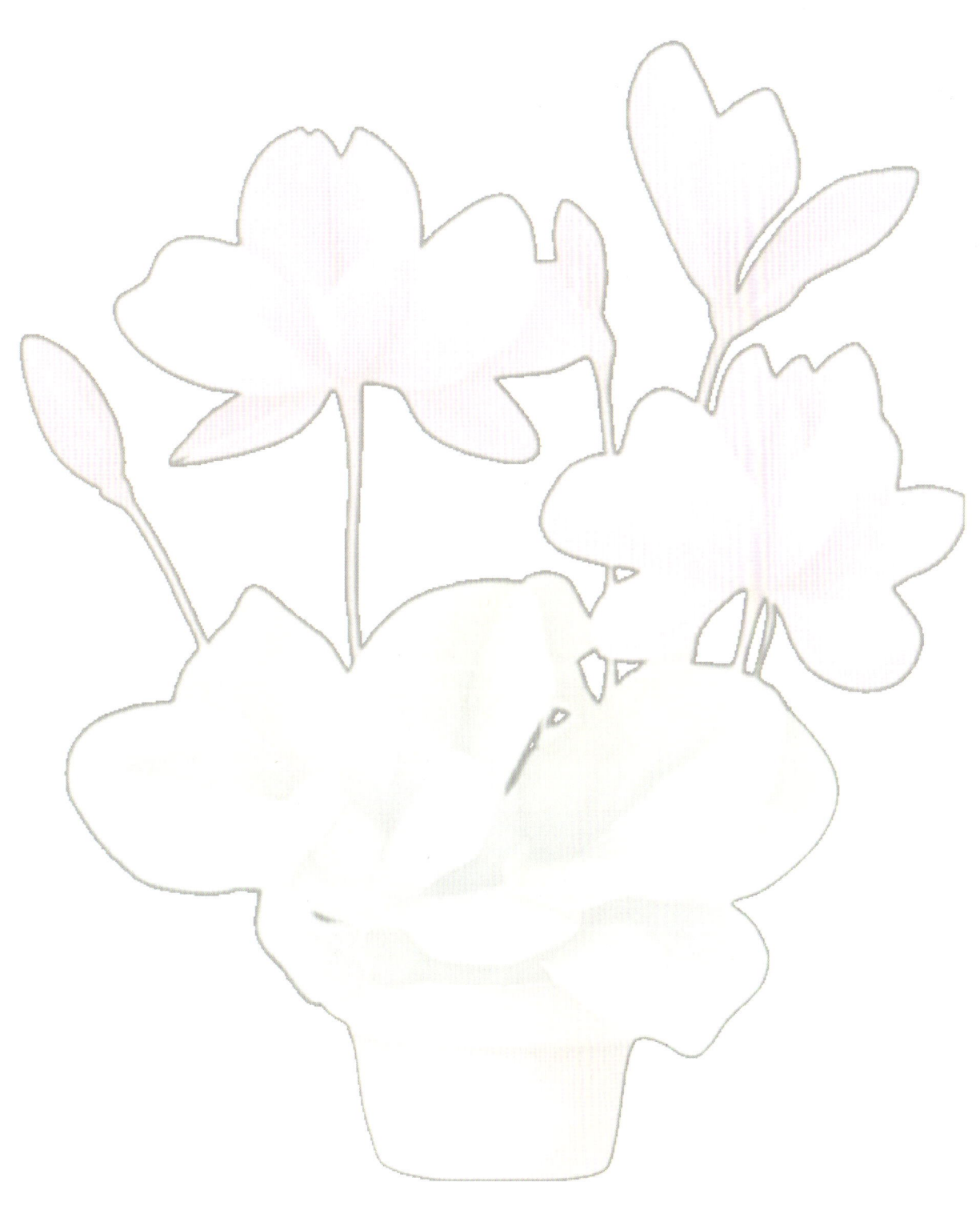

# 가을 그리고 겨울을 보내는 꽃

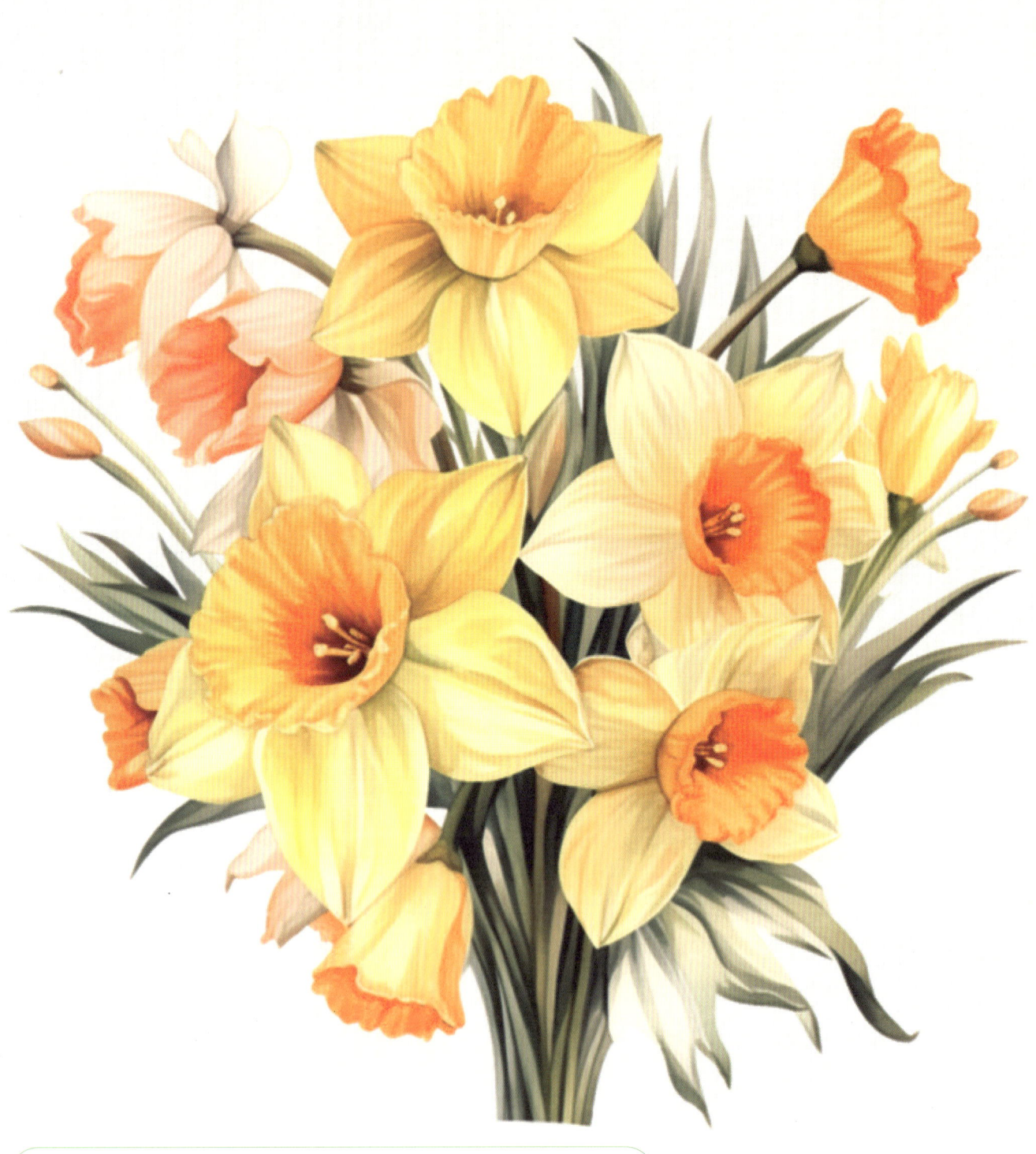

수선화
꽃피는 시기 - 12월 ~ 3월
꽃말 - 자만심 / 자기 사랑 / 자존심

알록달록 예쁘고 아름답게 색칠해 보세요.

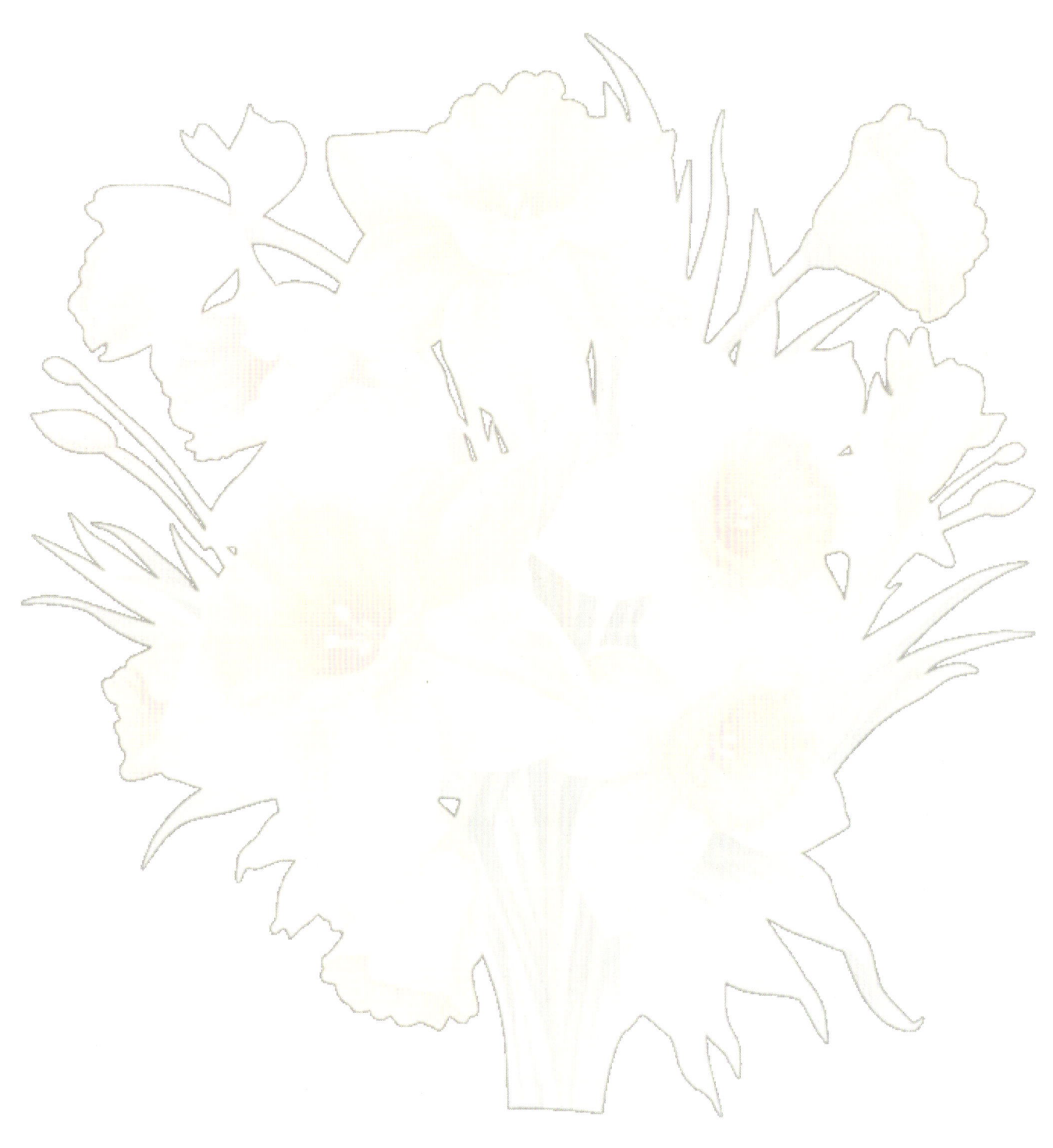

# 가을 그리고 겨울을 보내는 꽃

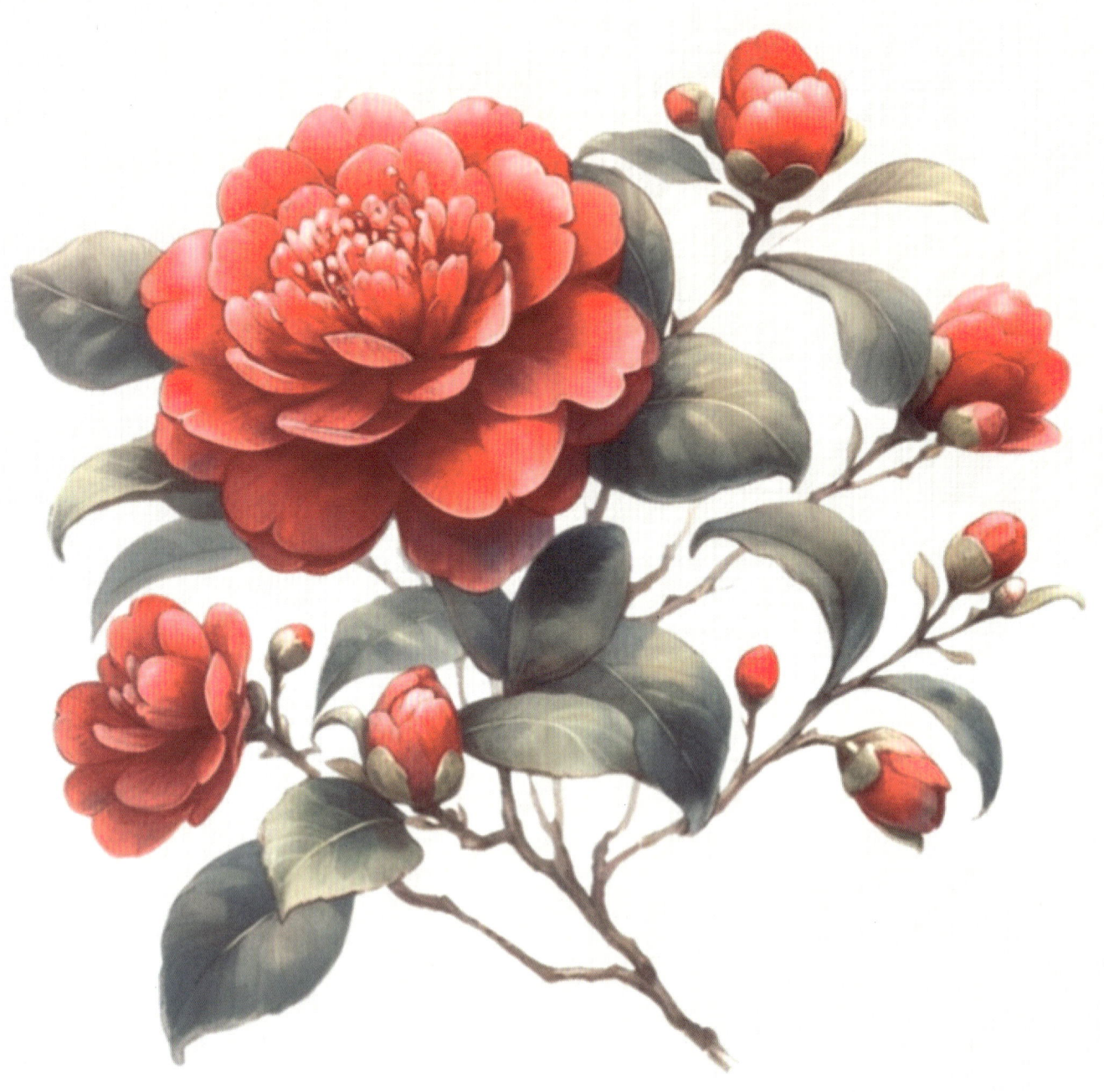

동백
꽃피는 시기 - 11월 ~ 3월
꽃말 - 자랑 / 겸손한 아름다움

알록달록 예쁘고 아름답게 색칠해 보세요.

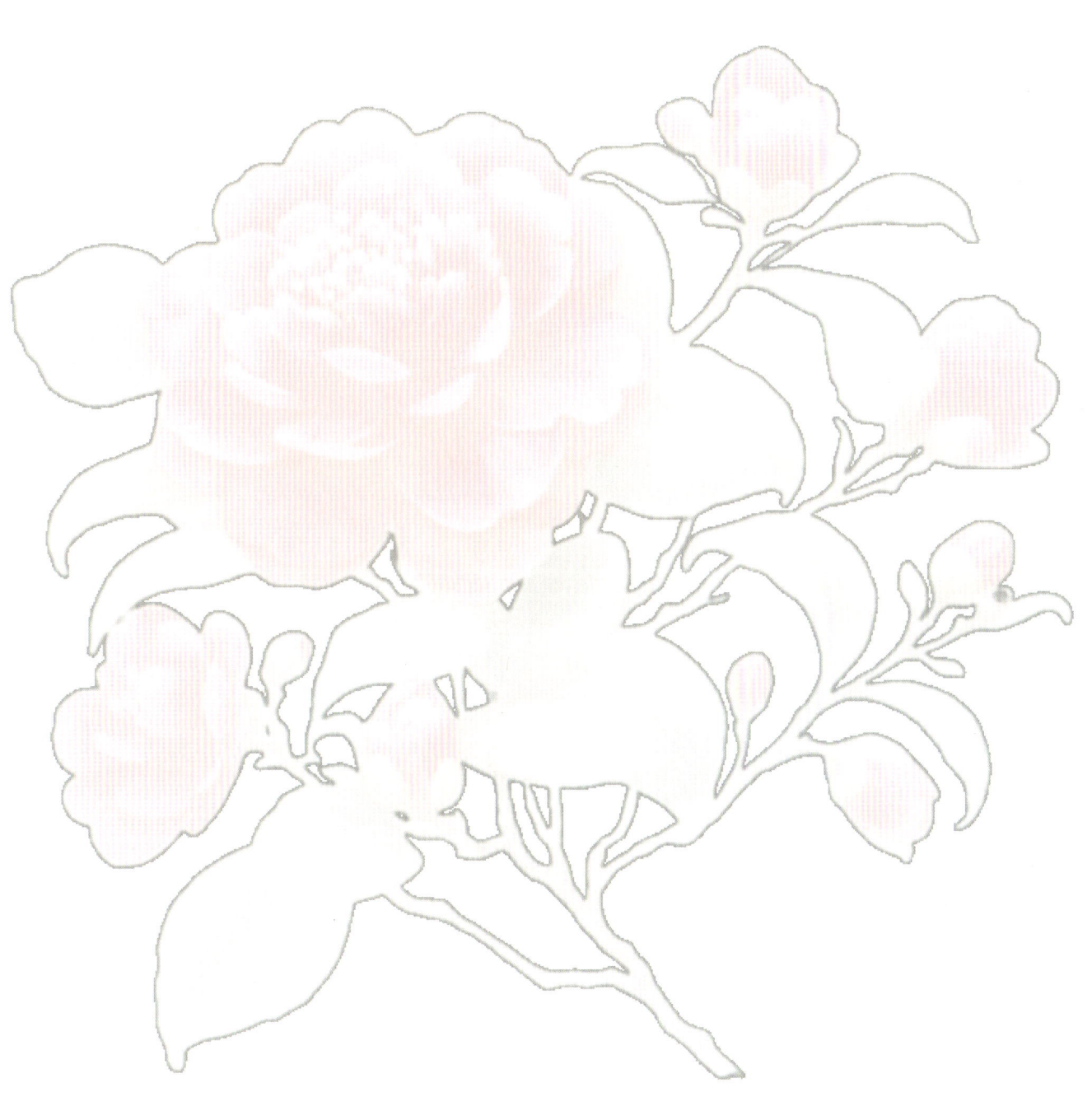

# 가을 그리고 겨울을 보내는 꽃

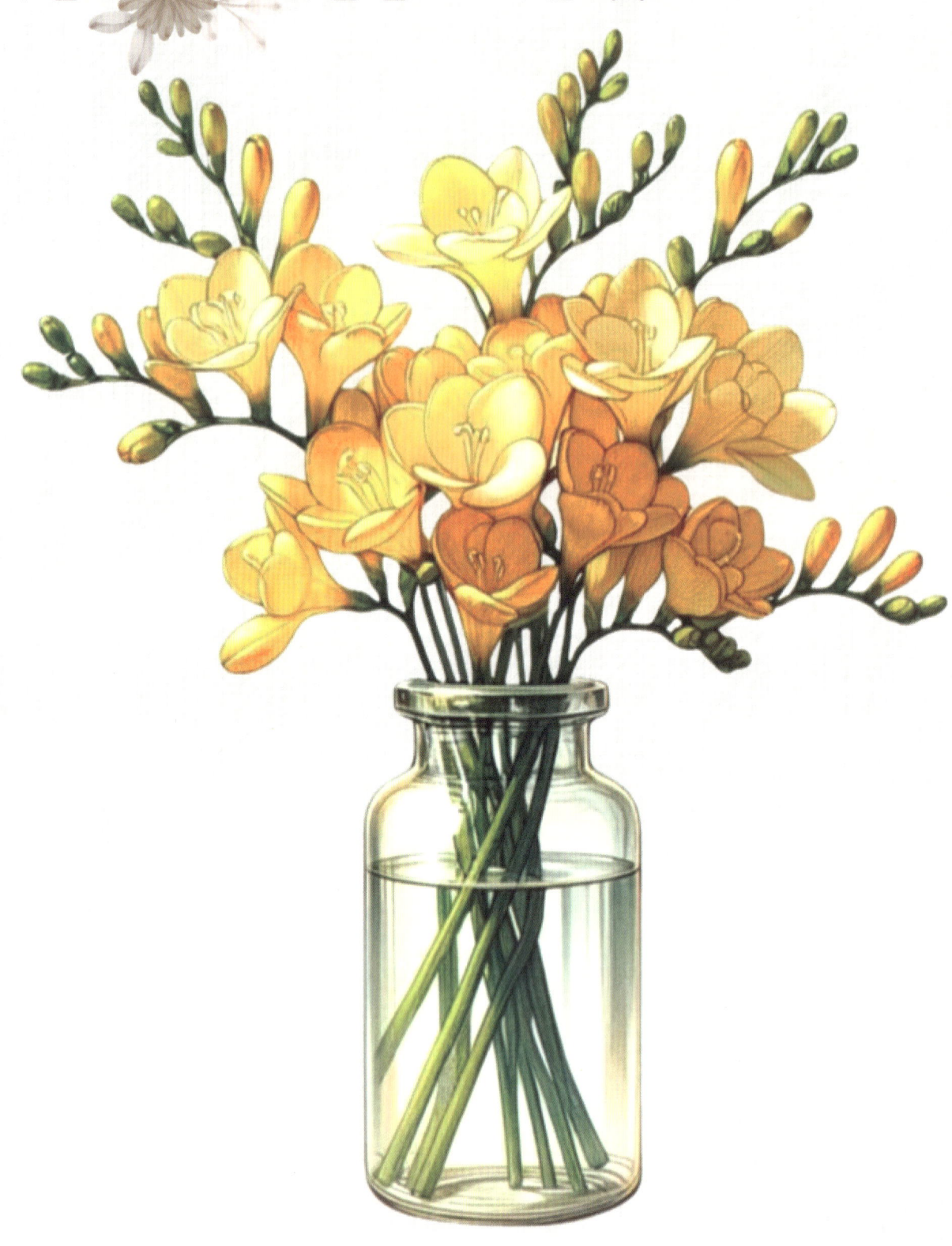

프리지어
꽃피는 시기 – 1월 ~ 3월
꽃말 – 순진한 마음 / 순결

알록달록 예쁘고 아름답게 색칠해 보세요.

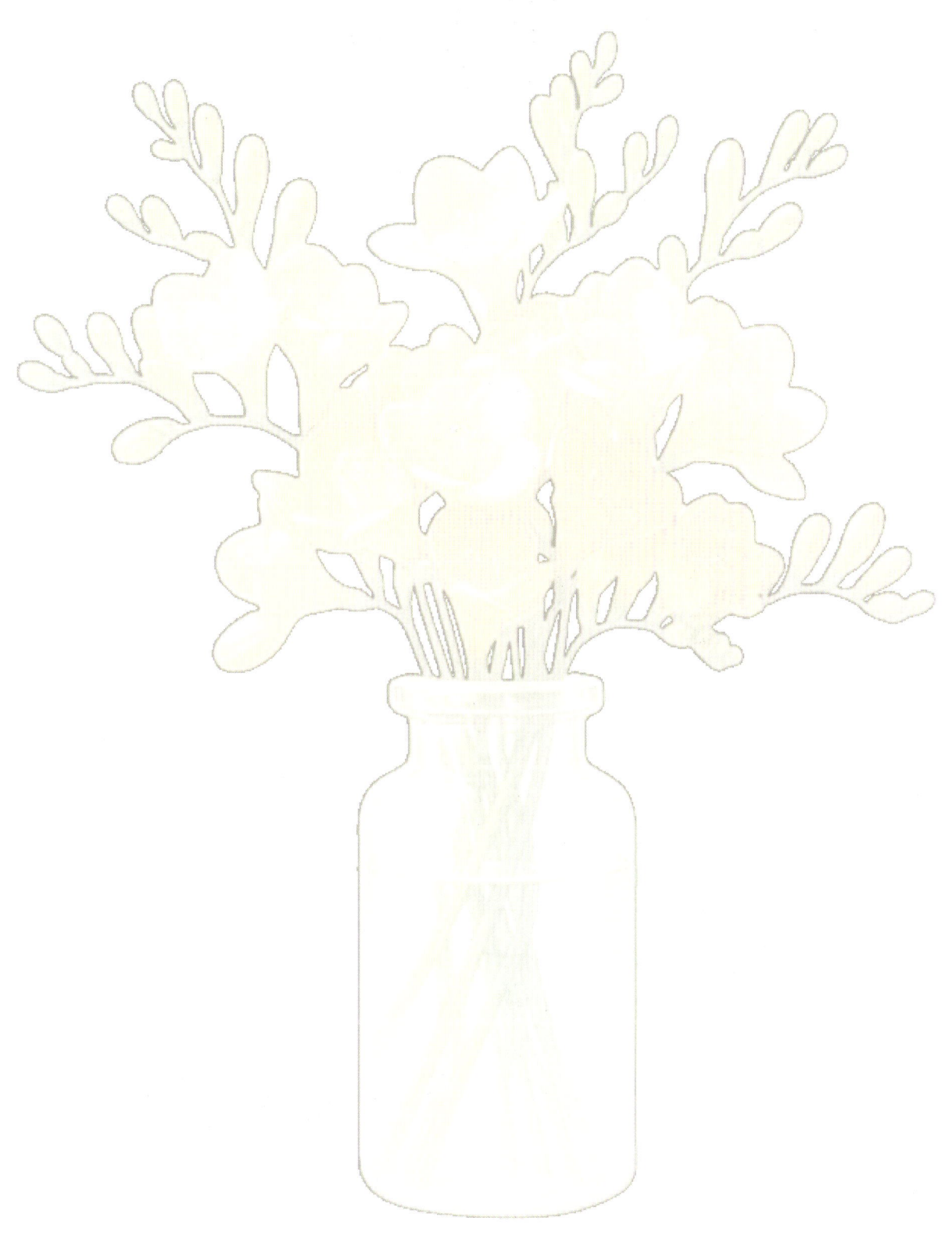

자유롭게 색칠해 보세요.

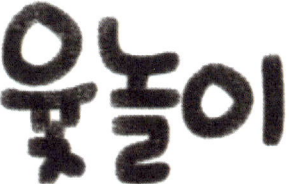
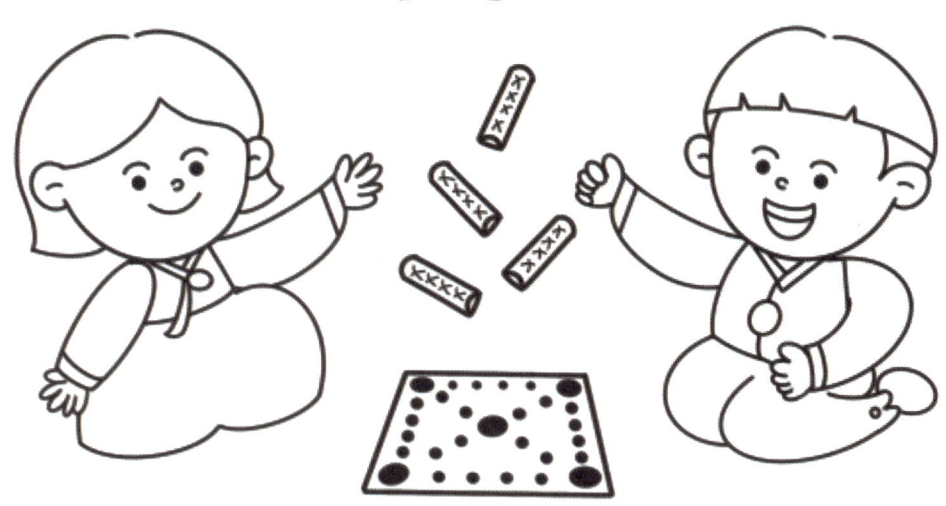
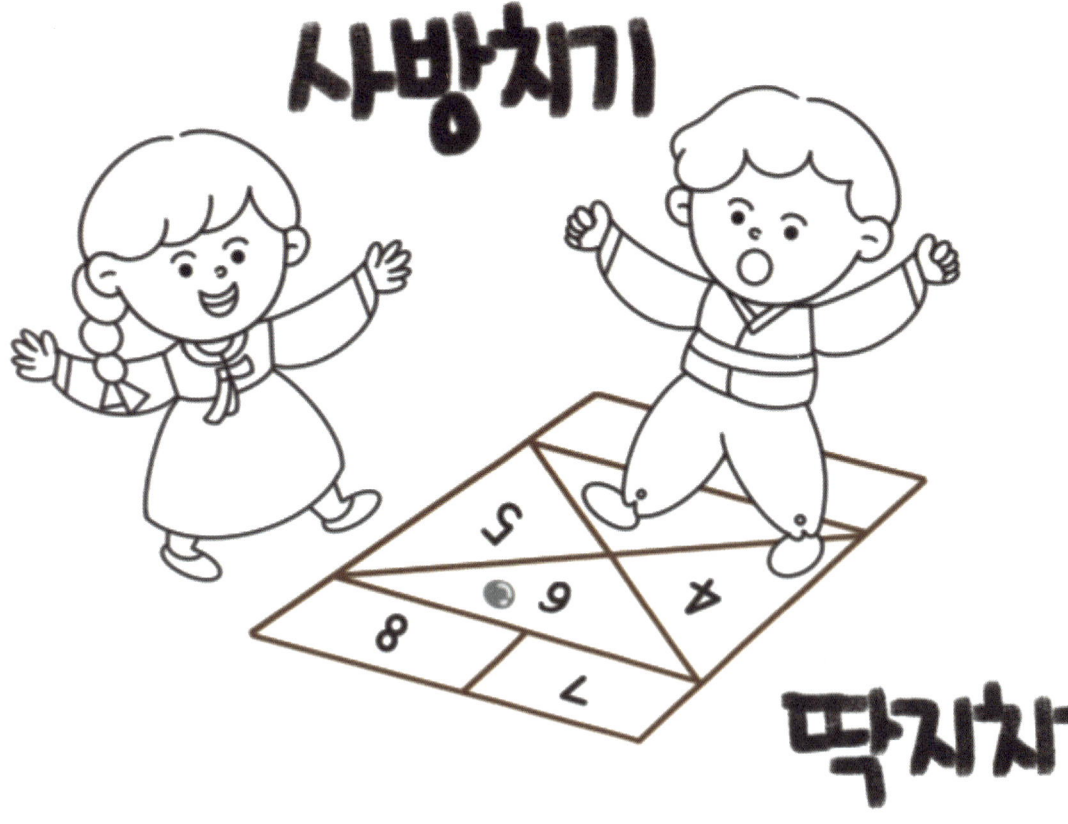
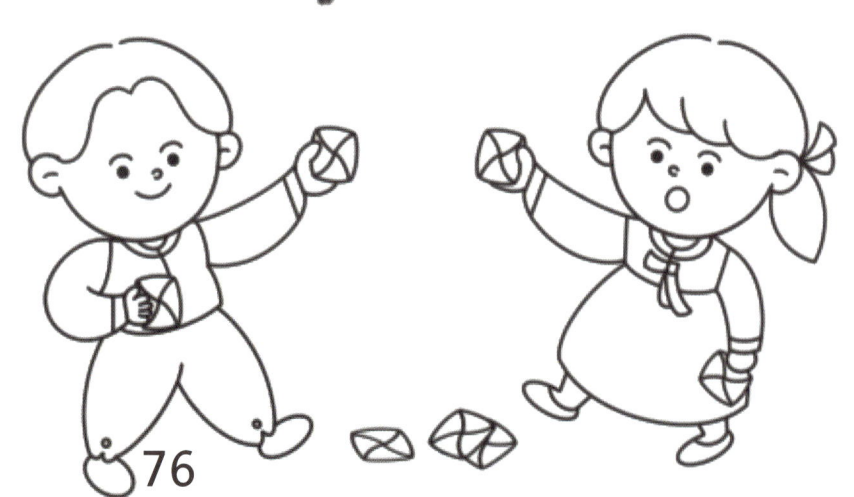

자유롭게 색칠해 보세요.

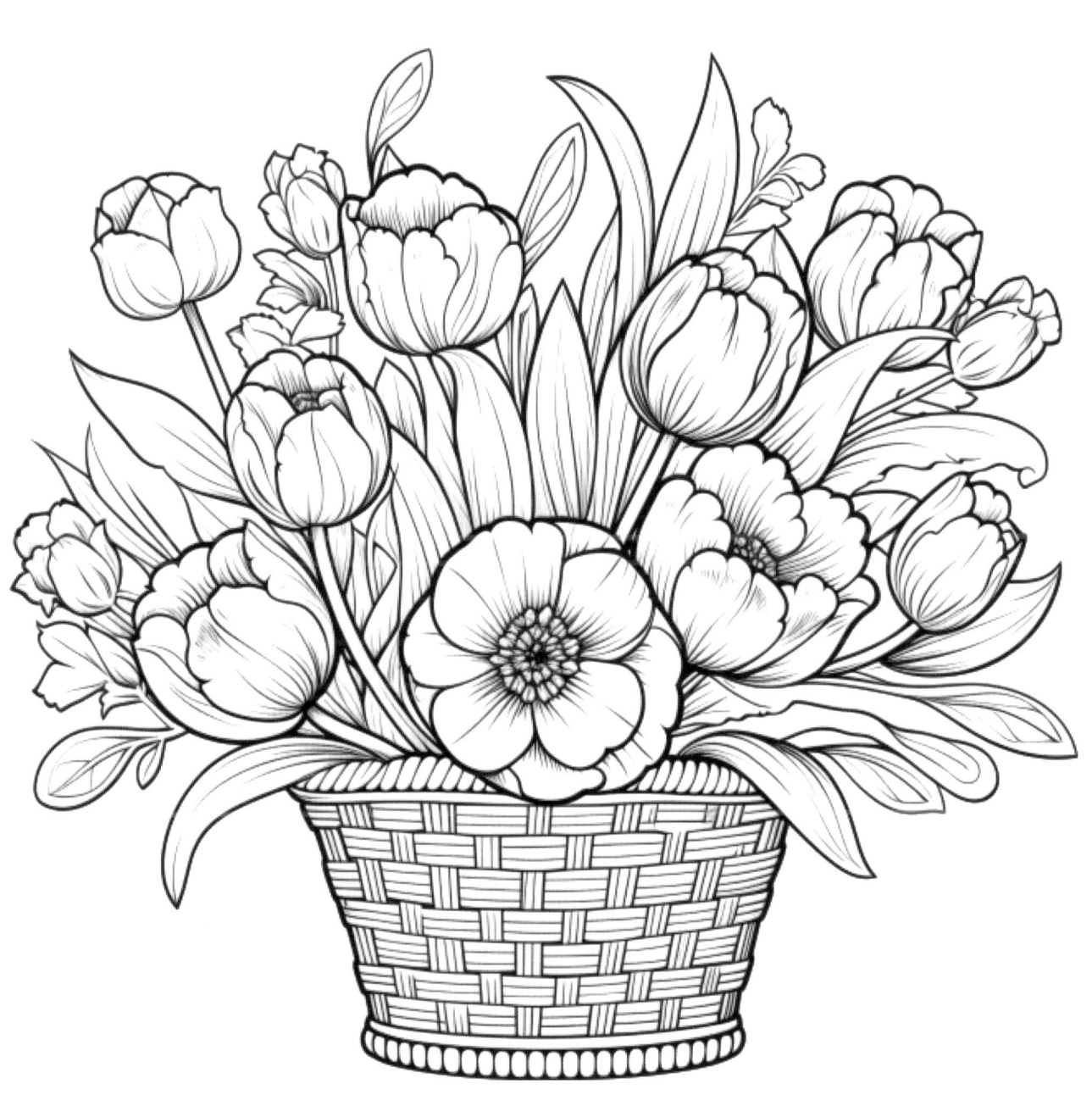

아름다운 꽃 색칠놀이

발행일 초판 1쇄 2024년 6월 19일
　　　　 3쇄 2025년 2월 17일

**엮은이** 버금디자인연구소 **펴낸이** 강주효 **마케팅** 이동호 **편집** 이태우 **디자인** 하루
**펴낸곳** 도서출판 버금　**출판등록** 제353-2018-000014호
**전화** 032)466-3641 **팩스** 032)232-9980
**이메일** beo-kum@naver.com
**블로그** blog.naver.com/beo-kum
**제조국** 대한민국 **인쇄제작** 두리터
**주의사항** 종이에 베이거나 긁히지 않게 조심하세요.
**자료출처** 농촌진흥원/국립수목원

ISBN 979-11-93800-02-7 13650
값 9,000

ⓒ 2024 걸음마
잘못된 책은 구입하신 곳에서 교환해 드립니다.
이 책의 저작권은 도서출판 버금에 있습니다.